角膜塑形镜验配技术

提高篇

主　　编　谢培英

编　　者　谢培英　北京大学医学部眼视光学研究中心
　　　　　杨丽娜　北京远程视觉科技有限公司视光眼科门诊部
　　　　　周建兰　北京远程视觉科技有限公司视光眼科门诊部
　　　　　段昌敏　美国纽约州立大学视光学院
　　　　　齐　备　上海眼镜职业培训中心
　　　　　瞿小妹　复旦大学附属眼耳鼻喉科医院
　　　　　褚仁远　复旦大学附属眼耳鼻喉科医院
　　　　　钟兴武　海南省眼科医院
　　　　　唐　平　海南省眼科医院
　　　　　陈远聪　博士伦亚太区医学事务总监
　　　　　Sami G. El Hage, OD, PhD, DSc. FIAO
　　　　　Cary M. Herzberg, OD, FIAO, Chairmen of IAO
　　　　　Bruce T. Williams, OD, FIAO
　　　　　Eward Chow, OD, FIAO

英文翻译　吴晋芳　北京远程视觉科技有限公司视光眼科门诊部
　　　　　张　缨　天津市眼科医院
　　　　　段昌敏　美国纽约州立大学视光学院
　　　　　张艳明　深圳职业技术学院

主编助理　迟　蕙　北京大学医学部眼视光学研究中心
　　　　　郭　曦　北京远程视觉科技有限公司视光眼科门诊部

人民卫生出版社

图书在版编目（CIP）数据

角膜塑形镜验配技术 . 提高篇 / 谢培英主编 . —北京：人民卫生出版社，2018

ISBN 978-7-117-27274-2

Ⅰ . ①角… Ⅱ . ①谢… Ⅲ . ①角膜接触镜－眼镜检法 Ⅳ . ①R778.3

中国版本图书馆 CIP 数据核字（2018）第 191187 号

人卫智网	www.ipmph.com	医学教育、学术、考试、健康，购书智慧智能综合服务平台
人卫官网	www.pmph.com	人卫官方资讯发布平台

角膜塑形镜验配技术
——提高篇

主　　编：谢培英

出版发行：人民卫生出版社（中继线 010-59780011）

地　　址：北京市朝阳区潘家园南里 19 号

邮　　编：100021

E - mail：pmph @ pmph.com

购书热线：010-59787592　010-59787584　010-65264830

印　　刷：北京盛通印刷股份有限公司

经　　销：新华书店

开　　本：710×1000　1/16　印张：10

字　　数：190 千字

版　　次：2018 年 11 月第 1 版　2018 年 11 月第 1 版第 1 次印刷

标准书号：ISBN 978-7-117-27274-2

定　　价：68.00 元

打击盗版举报电话：**010-59787491**　　**E-mail：WQ @ pmph.com**

（凡属印装质量问题请与本社市场营销中心联系退换）

怎一个"专"字了得

提起角膜塑形术,我们可以用众多的"专"字汇集起精髓。

首先,专业性强。视光学专业—接触镜—透气性硬性接触镜—逆几何形特殊设计角膜塑形镜,所以专中之专,需要掌握大量的专业知识,学习专业术语,积累专门经验,才能逐步创建专业工作的氛围,从而顺利地普及推广专业技术。

其次,专科教育。需要持续性的导入专科教育和培训,培养一批专业人才,进行梯队建设,从基础开始,从不懂—初步懂—基本懂—深入懂—精湛—专家。任何一项技术的成功运用,人员梯队都是最重要的。近几年来我们已通过国际、全国、各省市的眼科视光学会议,各种继续教育项目及培训项目等不同形式进行了大规模的基础普及性和深入提高性的教育培训活动。目前已初见成效,大大提高了不同层次专业技术人员的认识水平和技能水平。

其三,专攻领域。所谓术业有专攻。随着科学技术的飞速发展使得眼视光学的各行各业更加专业化,专属性强,所以需要一批专门从事角膜塑形镜验配工作的技术人员和团队专心致志地投入到实际工作中,尽可能避免兼职操作、盲目操作和无序操作。当然医师、技师与加工生产企业之间的密切配合也是十分必要的。

其四,专利创新。近年来角膜塑形镜无论在材料、加工,还是设计方面,新技术和新进展层出不穷,因此出现了许多创新型专利,特别是设计方面。以及与软件系统的高度契合应用,大大提高了角膜塑形镜降低近视度、控制近视发展的临床效果以及安全性能。

其五,专选专用。现代角膜塑形术发展了二十余年,不同品牌不同材料和设计的镜片各有千秋,纵观国内外推广使用的产品种类繁多,但就每一位医师的选择应用是各有偏好的,可能与产品进入市场的时间、注册的状况、被介绍的程度以及实际使用的体会等有关。就患者而言,也是用惯了一个品牌,积累了良好的使用经验,则不喜随时更换产品。所以如何保持产品的优质、稳定、舒适性是对生产企业的很大挑战,如何高效地为患者选择最佳的镜片,对验配医师也是不小的考验和信誉的保证。

其六,专家引导。专业技术必有专业交流,同时必有一批专家汇聚,充分发挥引领、指导作用。国际角膜塑形学会则是国内外致力于角膜塑形术及近视防控的国际大家庭和专家组织,通过多种形式的教育培训活动与学术交流,取长补短,互相促进,共同发展。目前逐步发展的国际角膜塑形学会亚洲分会(IAOA)的会员组织建设,特别是资深会员的考核选拔,旨在国内迅速培养建立起这一专业的技术团队、专家团队,以适应今后更大规模普及推广角膜塑形术的医疗需求。

其七,专门研究。国内外针对角膜塑形术的临床研究层出不穷,近5年来已有数百篇的研究论文,从短期到长期应用,从视力、屈光度到角膜形态和眼轴长度的改变,从眼表并发症到角膜病理生理以及角膜生物力学的改变,等等。已比较充分地论证了角膜塑形术在控制近视发展方面的有效性和安全性。与此同时涉及角膜塑形的机制、减缓近视发展的多重原因等方面的基础研究和临床研究报告,亦将会不断推陈出新。

其八,专用护理。角膜塑形镜的材料虽与普通RGP镜相同,但因其特殊的设计与配适,加上绝大多数为过夜戴镜,所以镜片的蛋白、脂质沉淀比较明显和多见,而且不容易清除干净,容易引起眼表的不良反应。因此要求镜片的护理系统中清洁、清除蛋白的效能更强,促进泪液循环、促进角膜修复的功能更佳,也要求直接滴用的润眼液最好不含防腐剂。所以选用性能良好的专用护理系统,选择和掌握良好的护理方法,同时持续性的规范操作,是角膜塑形镜配戴过程中最重要的安全保证。

其九,专著编写。目前角膜塑形术相关的书籍和教科书仍比较缺少,尚不能适应快速发展的需要。本次由IAOA组织编写的4本一套教科书,可以在很大程度上弥补这一不足,同时将一些新技术、新进展,东西方的理念和方法融会贯通加以介绍,可谓是现代角膜塑形术领域的专著书籍。希望本套教科书能发挥更大的验配指导和学习参考的作用,当然不足之处也在所难免,所以需要大家的勉励和指正。

贯彻了"专"字则体现了治以持久安全为贵,配以精准适宜为贵,护以洁净舒爽为贵,患以高度依从为贵,教以诲人不倦为贵,学以致用成器为贵的精神。

这将是这一领域的最高境界,是我们追求的目标。我们将专注于这种精神,将角膜塑形术贯彻到底,从而更好地造福于视觉健康事业!

再次衷心感谢国内外参与编写的各位专家,辛勤的写作编辑和无私的奉献!

谢培英

国际角膜塑形学会亚洲分会第一届、第二届主席,现名誉主席

中国健康管理协会接触镜安全监控与视觉健康专业委员会　主任委员

中国女医师协会视光学专委会　主任委员

角膜塑形镜验配技术

谢培英教授组织一批角膜塑形镜专家,撰写了此书,从验配技术着眼,从提高着手,为推动我国的角膜塑形镜向科学健康纵深发展送来了及时雨,足显此书的重要性与实用价值。

一、角膜塑形术在中国发展状况概述

我国是近视眼大国,关心与重视子女的健康,历来是家长的重要任务之一。角膜塑形术最初朦胧的概念应该是起源于中国,中国很早就有人在睡眠时将小沙袋放在眼睑上,希望能改变眼的屈光状态。随着 20 世纪 60 年代硬性角膜接触镜的应用,发现配戴接触镜会导致角膜弧度发生改变,其后角膜塑形镜就开始其朦胧研究。经过了 20 世纪 60 年代到 90 年代的不断艰苦探索,特别是 1994 年后,美国不少医师和公司合作,致力于发展与推广角膜塑形镜技术(Ortho-K),1998 年 5 月,角膜塑形镜终于获得美国食品药品管理局(FDA)批准,以日间戴用形式。2004 年 12 月 2 日,批准夜间戴用形式。1997 年,美国公司的代理商将此镜引入我国内地。由于 Ortho-K 有"魔镜"样的作用,对低度近视眼儿童睡前戴镜,第二天清晨醒来脱镜后裸眼视力恢复正常,家长们奔走相告,致使 1998 年在我国得以井喷式地推广与发展,形成了良莠不齐的混乱局面,引起国内外眼科专家的担忧。2001 年初,二十多位因戴此镜造成眼球严重并发症的儿童与家长,齐聚中央电视台,结果发现这些儿童使用的是某一个不良厂家生产的劣质镜片,用不透氧气的 PMMA 材料冒充透氧的 RGP 材料制片。并且发现验配技术低下,许多基层医院与眼镜店,验配角膜塑形镜时连基本检查设备都没有,呈现瞎子摸象的验配状况。更有甚者,用冷开水替代清洗液与消毒液,怎么会不引起角膜感染呢?! 卫生部门有关机构迅速加以整顿,但也造成了此后近十年,广大老百姓甚至眼科医师们谈到角膜塑形镜时,都有谈虎色变之感。尽管那时,已对角膜塑形镜及其验配技术有了科学的应用基础与结论。

主要有:①镜片后表面的逆转球面(RA)设计,戴在角膜上,能有效降低近视度数;②镜片材料应选用高透氧的氟、硅等材料,镜片透氧率 DK 值大于 87 以上;③验配角膜塑形镜是一种医疗行为,验配者必须经过专业培训,验配点必须要有必要的设备条件,才能体现此镜的安全可靠性[2]。但是,由于上述的社会影响,21 世纪的前十年,角膜塑形镜的验配与应用,在我国基本仍处于万马齐喑的局面。

2005 年,Smith 教授[3]用幼猴做实验,先用激光照射猴眼的黄斑区,破坏幼猴黄斑区功能,仍然成功制造出形觉剥夺性近视模型。通过此试验得出近视模型的建立并不依赖于黄斑区的结论,并在此确立了旁中心离焦概念,提出了两个重要的结论:①周边形觉剥夺能引起近视眼;②屈光状态的改变不依赖中心视觉。并且明确提出,角膜塑形镜正是由于有效减少了视网膜旁中心离焦,才获得了良好的临床降低近视度数的效果。此后,角膜塑形镜有了快速的发展。从朦胧时代的第一代产品,FDA 批准时的第二代产品,发展到第三代产品的研制与应用。其基本特点在于:①镜片材料性能有了长足的进步,透氧性能 DK 值为 100 或以上,对人体组织亲和力也更好;②镜片的设计已摆脱以往常规的基本三弧设计,即中央部的基弧(basic curve,BC),旁中央区的反转弧(reverse curve,RC),和周边部的匹配弧(AC),改为多弧设计,加工新技术的应用,如自由曲面加工技术、去离子化技术,使镜面更光洁,更适应角膜组织;③验配技术规范化与系统化,从属于医疗行为;④适应证与并发症的认识和处理能力大为提高。国际角膜塑形术学会的建立以及伴随亚太角膜塑形术学会的成立,中国角膜塑形术的实践已经和国外先进技术紧密联系起来,2010 年后,终于迎来了科学的春天。20 世纪末的阴霾逐渐淡去,配镜者逐渐增多,国际近十种产品已在我国应用,疗效逐渐得到大众的肯定,国内外学术交流活跃,科研成果与有关论文不少,特别是 2014 年 3 月 28 日,第三届国际角膜塑形镜学术大会在上海召开,谢培英教授被选为国际角膜塑形镜学会亚洲分会主席,说明我国的角膜塑形镜的开展正在与国际接轨。通过以上的分析,认真阅读本书的必要性就明白无误了。这不仅在于本书的写作者,本身都是临床第一线的医教研专家,有理论有实践,更重要的是让验配技术在现有基础上的进一步提高,会使我国角膜塑形镜迎接新的科学发展带来了契机。

二、针对我国角膜塑形镜的现状与发展,在重视验配技术提高的同时,应注意以下问题

1. 提高验配医师的心理修养与人文素质。验配一副合适的角膜塑形镜,是一项慢工出细活的工程,医师不仅要有过硬的验配技术,更要有一颗大仁大爱之心。在配戴过程中,医师与患者间的良好沟通,是使患者正确认识角膜塑形镜的先决条件,也是患者有良好的依从性,做到能及时随访,能长期安全配戴角膜塑形镜的必要因素。同时,还要努力提高对角膜塑形镜认识的人文素质。例如,第三届国际角膜塑形大会刊登在论文摘要的中文共48篇,把"配戴"角膜塑形镜,写成"佩戴"者11篇。很显然,医师把角膜塑形镜当作首饰,把它看成是一种不需要验光技术的简单手工活,而不是一种医学行为的高端技术活。在这类医师眼中,很难想象,把角膜塑形镜看成是一种高疗效与高安全的治疗手段。

2. 要分清近视眼的不同类型。近视眼有不同的分类法。从临床病理分类,尽管目前致病基因还没有找到,但较一致的可分为三类——单纯性近视、病理性近视和并发性近视[4]。①单纯性近视的特点:遵循儿童在生长发育过程中,屈光状态是由远视逐渐向正视眼发展,如眼轴过度发育拉长,就变成近视眼这一生理规律。当18~20岁身体发育基本完成后,眼轴基本不再拉长,有的患者尽管为 $-11.00D$ 的高度近视眼,但度数稳定不再增加,黄斑区基本正常,矫正视力也基本正常。这类近视眼,屈光不正和眼轴长度的关系近于模型眼公式: $P=n'/f'$,其中 $P=$ 总屈光度, $n'=$ 屈光指数, $f'=$ 后焦距。例如: $-10.00DS$ 近视(以角膜顶点计算), $f'=1.33/70=19mm$,模型眼球轴长 $=22.2mm$,焦平面位于视网膜前, $22.2-19.00=3.2mm$ 。因此 $1.00D$ 的屈光不正相当于 $3.2/10.0=0.32mm$ 眼轴长度。绝大多数的近视眼多属此类。②病理性近视眼的特点:有与年龄不相称的近视度数,例如一位 8 岁儿童,近视度数已达 $-8.00D$,随着年龄的增长,近视度数仍不断加深,当他完成发育到中老年之后,眼轴增长仍不停歇,造成视网膜后极部多种病变,如黄斑出血、黄斑裂孔、视网膜劈裂、脉络膜新生血管等,致使近视度数不断加深,矫正视力不断下降,可导致失明。遗传倾向更明显些。这类近视眼,公式建立和物像折射有关 $V=U+P1$,其中 $V=$ 物像折射距离, $U=$ 物体折射距离, $P1=$ 眼球总屈光度造成的折射 $=60$ (模型眼), $-10.00D$ 近视眼的远点在角膜前 $10cm$ $(u=-10cm)$, $v=60-10=50cm$,另一折射公式 $v=n'/f'$, $n'=$ 屈光指

数 =1.33,f'= 后焦距 =1.33/50=26.7mm,模型眼球轴长 =22.2mm,焦平面位于视网膜前 26.7-22.2=4.5mm。因此,1.00D 的屈光不正相当于 4.5/10.0=0.45mm 眼轴长。这类近视眼很少,占 3%~5%,但危害性极大,应引起人们的高度重视。③并发性近视眼。为其他综合征或眼病的组成部分,常出现在 Stickler 综合征、Marfan 综合征、正常眼压性青光眼、发育性青光眼、白化病、Marshall 综合征、Knoblock 综合征、同型胱氨酸尿症、唐氏综合征等。临床处理时以及时发现和诊治相关的眼病和综合征为主。在临床实践中,区分单纯性与病理性最为实际与重要,但有时十分困难甚至不能区分。首先,儿童的高度近视眼,几乎不会出现视网膜黄斑部病变的,怎么能正确推断出成人后眼轴是否还会继续拉长呢?其次,观察近视度数与眼轴长度的关系固然十分重要,但上述公式也仅为一家之说[4],不可否认的是不同年龄段,眼轴的增长速度也不一样,所以公式应该与近视度数、遗传情况、围产期情况等一起,进行通盘考虑,综合分析,才能得出比较科学的临床诊断结论。就验配角膜塑形镜而言,早期单纯性近视眼无疑是常规角膜塑形镜应用中最主要的对象与人群,足见区分近视类型的重要性。至于早期病理性近视眼,一经怀疑,近视度数往往是中高度,不属于常规片的最佳适应证。

3. 验配技术要特别重视验配程序的规范性与系统性。本书作者都是临床第一线的资深专家,书中内容具有很强的可操作性。就角膜塑形镜的经济学而论,在我国一、二、三线各城市的销售价格不一,在每座城市的各验配点,技术水平与设备配备也有差异,但这绝不能作为验配操作程序有任何差异的理由。规范性与系统性必须一致,只有这样,才能迅速提高我国的验配水平,减少并发症,提高安全性。

4. 加强与重视角膜塑形镜的临床研究。我国人口基数大,近视发病率高,经济文化科技发展快,必定会形成世界上最大的角膜塑形镜应用群体。也必将是临床资料最丰富的国家。临床研究是提高临床水平最重要的手段与方法之一,也是基础医学成果转化为临床应用的必经途径。因此,对每一份临床资料,要有详细精确的记录和保存,要有细心的观察与随访,进行前瞻性或回顾性的临床研究,采取多中心研究价值会更大。就角膜塑形镜而言,预测性的研究,适应证的研究,并发症的及时发现与有效处理,新产品的应用研究等,都是摆在我们面前的当务之急。用 Toric(环曲面或双环曲面)设计技术,矫正散光的角膜塑形镜片应用和研究[5],用双反转弧技术,设计中、高度近视眼矫正镜片的应用与研究[6]等都是今后的发展方向。我们应该认真阅读此书,为提高角膜塑形镜的临床应用与临床研究水平而努力。

（褚仁远　瞿小妹）

目　录

第一章　角膜地形图理论基础

角膜的屈光力占整个眼球屈光力的 3/4,我们可以想象角膜在视网膜成像中发挥重要作用,因此进一步了解角膜形态是十分必要的。

随着多聚合材料的发现和它们运用的推广,尤其在眼视光方面的使用,接触镜解决了很多问题,同时也带来了很多问题。近年来屈光手术也有了很大进展,然而手术结果仍不可预测。三个世纪以前,我们就开始尝试测量角膜前表面,但是确切的角膜表面形态仍然未知。到目前为止,所有的角膜测量都是基于它们的光学特性,把角膜认为是一个反射面(一个凸透镜)。另一方面,测量的方法也是多种多样的。总的来说,它们的测量是基于角膜反射范围的物体大小。立体反光影像类似于航空摄影的测量方法,通过测量三维坐标,绘制出许多角膜标准线。

尽管描述角膜表面的方法是多样的,但是我们可以将它们归为两大类:直接光学测量和摄影测量。17 世纪初,基督教会的神父 Christopher Scheiner 把几个凸透镜放在患者眼睛旁,指导患者看到两个相同的图像,他通过这种方式开始尝试测量角膜。1839 年,Kohlraush 利用开普勒望远镜直接测量角膜反射出的物体图像。1846 年,Senff 使用类似于 Kohlraush 的方法,他发现角膜是一个椭球体。Heimholtz(1854)是第一位在角膜曲率计上引进固定范围的倍频设备。Coccius(1867),Landolt(1878),Javal 和 Schiotz(1881),Sutcliffe(1907),和 Hartinger(1935)也设计了不同的测量方法。在 1925 年,Fincham 第一次使用自动式瞄准显微镜直接测量角膜周边,Berg(1929)改进了 Javal-Schiotz 的曲率计,他在原有的曲率计前面放置一组由两个镜头的透镜组成的无限远焦点的放大系统。这样使得他能够分析 1mm 直径的角膜区域,从而来测量角膜周边。Mandell(1962)改进了 Bausch and Lomb 的角膜曲率计,他通过一个预先确定距离的孔径对准角膜的环形目标。他把一个 2.25D 的棱镜加在标准的倍频系统后,这样从固定点观察到的物像位于 2.5mm 这样测量的角膜区域直径大约为 1mm。Bonnet(1960)使用一种和 Zeiss 具有相同结构的曲率计,测量对象位于两个对称的曲率计的焦点系统中。他改良了倍频系统,使得测量仪器的工作原理类似于传统的角膜曲率计。在这个条件下,他测量出角膜上直径为 0.5mm 的区域。

一、摄影测量

1896 年,Gullstrand 开创了角膜照相术时代。他的工作原理基于 Placid 盘

(1880)。Fisher(1927),Berg(1929),Dekking(1930),Amsler and Hartinger(1930),Lenoble(1952),Knoll,Stimson and Weeks(1952),Reynolds and Kratt(1959),KnolP(1961),Stone(1962),Cochet and Amiard(1966),MandelP(1967),and El Hage(1968),所有这些科学家都在 Gullstand 的工作基础上继续发展,他们的测量都基于 Placid 环。这些科学家们巧妙地细微改变了测量方法,使得角膜周边区域的测量更为精确。Ergellet(1922)是第一位用图片重建来测量角膜表面的人。他在标记点表面撒下粉末,然后有规律地在不同的距离上把空间角膜的图像平移到一个水平面上。他定义每个位置对应一定数量等高点。从理论上讲,这个过程允许人们找到任何形状的物体在空间坐标上对应着的一定数量的点。这个过程被 Kokott,Rzymkowsky(1940),Bertotto(1948),以及最近的 Bonnet(1959)再次使用。Bonnet 更精确地设定了相关的定位条件和回归条件,从而改善了测量结果。尽管该方法在概论和理论上是精确的,但是它仍然存在误差,主要是由于:①角膜的麻醉;②滑石粉的蒸发,滑石粉可以掩盖一些变形或产生其他一些不规则的改变;③眼睑的机械分离作用。考虑到角膜的易破坏性和其形状的易改变性,所以测量出来的角膜表面往往不能反映出真正的角膜形状。这些因素都限制了检测方法的有效性,使测量结果丢失了临床和试验的价值。

二、测量原理

在曲率计测量法中,在角膜表面连续的点上,固有光线和反射光线之间的法线确定了测量区域的平均曲率。在某种程度上,测量区域越小,精确性越高。此外,Gullstrand 公式把角膜当作一个球体,表达了明确的测量原理。仪器的精确度取决于已知半径钢球的校正。在角膜摄影仪中,我们通过一个点(入射射线)对应的坐标(x,y)去记录角膜。其中,y 测量的精度是非常重要的,因为接下来所有的计算,都取决于这个数据。所以避免离焦和考虑像差的影响都是非常必要的。从 y 值,我们可以得到 x 值。通过子午线上一定数量的 x 和 y 值,就可以画出相应的曲线。

三、分析研究

Berg 提出,测量获得的角膜曲线上的点不能够无限制地放在一起。因为这样尽管可以分析这些曲线,但是从实验上来看,这种做法没有任何意义。Berg 也在如何分离这些点上给出了实用的参考。例如,Gullstrand 在做角膜前表面的测量摄影中,采用了相差 5D 的法线。Erickson 使用 Javal-Schiotz 曲率计选择了约为 1mm 参数进行测量。因为 Gullstrand 公式的有效性不能准确地实现,所以这样的计算总伴随着错误。因此,根据条件去探究计算方向和近似率是很有必要的。

在一个射线曲率是常数的圆上,Gullstrand 公式是有效的,甚至对两个连续的点之间的一段距离也是有效的。

$$R = \frac{Y_2 - Y_1}{\sin \phi_2 - \sin \phi_1}$$ 公式 1-1

Berg 非常重视测量错误的研究,他表明通过经典的曲率计获得的射线曲率不符合真正的角膜曲率,除非事先在 Gullstrand 公式加入一个校正因子。他认为角膜表面是一个圆的渐开状态,这是因为:①两个表面之间的共同点,即从中心到周边增加的射线曲率;② Gullstrand 公式严格的应用。

现在如果我们考虑到通过渐开线法存在可变曲率的结果,问题将变得更复杂。众所周知,线曲率的解析表达式是

$$R = \frac{ds}{dt}$$ 公式 1-2

式中,R——曲率半径;

t——横坐标的正切角;

s——横坐标曲线。

可以得到圆的渐开线

$$R = \frac{ds}{dt} = \sqrt{2rs}$$

or

$$dt = \frac{1}{\sqrt{2rs}} ds$$ 公式 1-3

通过集成

$$t = \frac{1}{\sqrt{2r}} \int \frac{1}{\sqrt{s}} ds$$ 公式 1-4

如果 R 和 r 不是常数,引入 $\frac{1}{\sqrt{2r}}$ i,公式 1-4 就会变成以下形式:

$$t = \int \frac{1}{\sqrt{2r(s)}} \cdot \frac{1}{\sqrt{s}} ds$$ 公式 1-5

起初计算这个公式基本上是不可能的,因为这是 S 的函数公式,而 S 未知。一般情况下我们不具备足够的信息来解决方程,除非已知由渐开线组成的曲线和实际曲线的形式这两种方法之一。但是因为我们对角膜的形态非常感兴趣,所以我们可以通过角膜摄影法去确定角膜的地形。

四、角膜照相术

在角膜照相术中,角膜形成的虚像被记录在照相机的胶片上。从影片的图

像,我们可以得到角膜的图像。角膜镜是由几个圆环组成的,,我们可以从计算角膜到圆环的距离,虚像的放大率和照相机物镜的焦距得出球镜的曲率。当物像的光圈缩小,圆环通过狭窄的光锥显示出来。狭窄的光锥对应的角膜细微部分,这有助于得到圆环的图像。环的宽度由直径和位置的不同而改变。在影像上评估图像的方法取决于缩小孔径的位置。这样的方法测量角膜地形图是可能的。在影像平面中角膜地形图像的位置是一个关于反射表面、目标轨迹和相机参数的方程式。针对反射面,我们可以写出一个微分方程,但是必须要有两个假设条件。一是主射线的位置由影像平面中图像的位置决定。当物镜的孔径是小的,反射表面利用平面上的子午线引入球差。对于回转曲面和规则散光,在存在两个主子午线的条件下,这种假设是有效的。相交的两个主子午线平面确定了角膜的轴。为了找到角膜在这样一个子午面的微分方程式,子午线需要被描绘下来。

在我们的系统中我们使用一个扩散环角膜镜作为目标。物体不是停在通常的主平面,而是在焦点平面的后面。因此,瞳孔的入口在无穷远处,角膜反射的主射线是平行于光轴的。这个新设计有两个重要的后果。首先,通常孔径光阑位于物镜处(图 1-1),因此,高度 y 不是直接记录在影像上,和主射线与光学轴形成的角(0)是一个分析的因素。在我们的仪器上,我们直接在影像上得到 y。虽然存在轻微的失焦,但可以忽略对拍摄图像高度的影响。

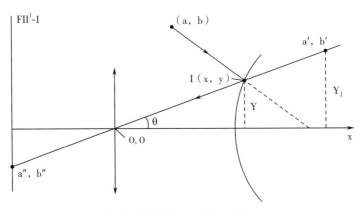

图 1-1　孔径光阑位于物镜处

新系统使我们能够提供一个更简单的微分方程式。此外,我们可以用一种数值方法求解这个方程。

五、新的微分方程
新的微分方程:

4

$$\frac{dy}{dx} = -\frac{a-x}{b-y} + \sqrt{1 + \left(\frac{a-x}{b-y}\right)^2}$$ 公式 1-6

这里

a= 自起源 0.0 环的距离，

b= 从光轴到角膜地形图环的距离，

y= 光轴到图像的距离，

X= 未知待定（图 1-2）

微分方程除了因变量 x、它的一阶导数 x' 和自变量 y，还有两个更大的数量级 a 和 b。这是两个函数 $a(y)$ 和 $b(y)$，必须由实验决定。

对于每一个环的 ai 和 bi，在影像 yi 中我们找到的环图像。所以这个实验给了我们一个三个一组的数据（ai bi yi）。当 ai 和 bi 作为一个 yi 的函数，我们得到两个曲线 $a(y)$ 和 $b(y)$，这样在测量的准确度方面可以用一个多项式内插法出解析形式。

将两个函数 $a(y)$ 和 $b(y)$ 放在右手边的方程（公式 1-6）给出了一个微分方程的形式（公式 1-7）：

$$x'=f(x,y)$$ 公式 1-7

函数的值 $f(x,y)$ 是由实验决定的。

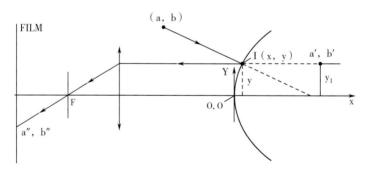

图 1-2 镜头的光圈停放在后焦点平面和微分方程一致的系统

对于一个球面和一个给定的半径 b，函数 (y) 可以计算出。设定 R_0 是球的半径和法线到光学轴形成的角度（图 1-2）。下面的公式结果：

$$\sin \phi=y/R_0$$
$$x=R_0(1-\cos \phi)$$ 公式 1-8
$$a=x-(b-y)\cot^2\phi$$

对于固定 Ro 值和 b=75mm，函数 $a(y)$ 绘制在图 1-3。

六、解决新的微分方程

通过构建角膜镜圆环 ai 的位置和测量圆环的图片上的 yi，我们获得了 ai 和 yi 之间的关系，可以转化为一个用最小平方方法或任何其他适当方法分析拟合出一个多项式内插的 $a(y)$ 的实测曲线的数值关系。如果角膜环的半径是不相等的，函数 $0(3')$ 和 $b(y)$ 可能被插入式(1-6)。

结果是一个微分方程 $x'=f(x, y)$ 的形式，是一个良好定义的函数。函数 $x(y)$ 可以呈现为表格或图解形式。

$$f(x, y) = \frac{a(y) - x}{b(y) - y} + \sqrt{1 + \left(\frac{a(y) - x}{b(y) - y}\right)^2}$$ 公式 1-9

公式 1-9 是一个一阶微分方程。解决这样一个微分方程，包含一个任意参数。解决问题的点必须是开始曲线集成。这个点应该在角膜的顶点的周边区域。可以通过最小环的直径来确定角膜顶点来完成(图 1-4)，整合的起点被假设在球上。

七、角膜照相机(EHP)

角膜照相机(EHP)是基于一个远心的系统，是由 10 个可塑的扩散环组成。虽然我们的分析方法不依赖于图像上的角膜环是否等距，但我们更宁愿确保是等距离的，这是为了获得在近似整个角膜环的规则分布。

一个电子环闪(类型 250w multiblitz)被用作光源。它被安放在相机和第一环之间。在摄影中，需要在圆环的后面放置一个光源。客观的修正所有像差(包括畸变)的照相机，是一个 Alpa 类的反射。患者的角膜和相机之间的距离可以被计算出来，因此角膜的摄影是和角膜一致的。

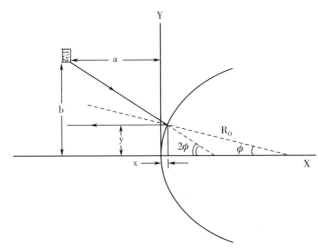

图 1-3 从一个物体 (a, b) 发出的主入射线和从一个球体的半径 R_0 反射出的光线

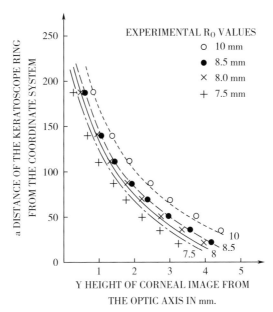

图 1-4　从球体的半径 Rgi 7.5mm+8.0mm x,8.5mm·10.0mm o 和 b=75mm
用实验的方法来决定 $a(y)$ 值。这些曲线是计算机理论计算的数据

　　最主要的困难是如何精确定位目标眼的轴向和横向。为了做到这一点,使用了两个测试投影仪。他们倾向于仪器轴,这样两个环区重叠在角膜顶点平面,这是摄影的共轭点。当角膜位置正确,两个环区是一致的。角膜位置的精确度在 0.2mm 内。另一个困难是确保圆环的机械轴恰好与相机物镜的光轴一致。这是通过在物镜上的中心定位圆环来完成的。为了保持重合,环形圆柱体可以借助辅助十字线中心并通过三个螺丝调整在第一环的角膜侧。

　　EHP 被安装在一个可允许调节水平向、横向以及垂直方向移动的基座上。患者把下巴放在颌托上,观察一个 1mm 光纤发光点。光纤被固定放置,以便不影响圆环的拍摄。

　　角膜照相机有三个主要的优点:①通过使用小光圈减少几何畸变,使用两个互补的系统正确定位角膜顶点平面;②可调定点位置,不会产生固定区;③装置在所有的三个方向都具有可操作性(患者固定)。

　　通过个人计算机的不断研究和创建,可以实现一个完全自动化的 EHP,并且可以出现一个更快速、简单易用、联机实时角膜地形图方法。

八、计算机辅助角膜地形图分析系统(EH-290)

　　计算机辅助角膜地形图分析系统(EH-290)是一套在线的接近实时的角膜地形图分析系统。它根据角膜的形状设计了 22 个圆环投射到角膜表面,覆盖了从 0.37mm 较小的中央角膜直径到大于 10mm 的周边角膜直径。就其本身而言，圆环的数量没有实际价值。重要的是要知道有多少的投影成像环是真的，更重要的是这些环的测量精度。典型的测量由 36 个半子午线完成。如果需要，可以测量更多的半子午线（上限到 360）。最少有超过 9300 个数据点计算，转换成一个三维配置的角膜形态。此外还可以获得表格格式，数据也可以被存储在一个存储体。地形图的测量不需要假设条件。角膜地形图系统中，自动定位的纳入是为了提高角膜测量的准确度和重复性。然后，反射的图像会被增强到最大对比度。角膜顶点平面的位置是确定的，然后沿着每一子午线提取数据。每条子午线的每个环的位置和从角膜中心到每个环的距离也是确定的。该软件包括程序控制系统、地形分析显示系统、地形图数据，归档和检索系统，经过检验的用户界面，操作系统，图像数字转化仪，图形控制器，指向设备和诊断系统。所有软件系统由菜单驱动。首先这个数据对每个子午线而言都是一个高阶多项式。然后沿着每一子午线所有数据可以综合确定角膜的三维构造。如果需要的话，这个可以比作一个球体用于演示。

图 1-5 是计算机化的角膜地形图（EH-290），是在线、实时的仪器。在不到 5 秒的时间就可完成角膜的测量。

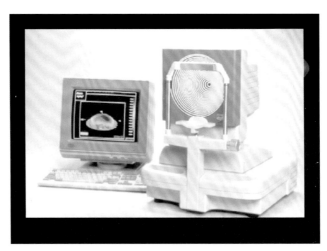

图 1-5 计算机化的角膜地形图（EH-290）

（一）视频显示 / 缩放

可从菜单选择显示 / 缩放图像来缩放角膜地形图。医师可以通过屏幕上的监视器仔细观察被放大了的角膜图像。角膜图像可以被放大两倍、四倍或八倍，因此一个小的大约 0.5 平方毫米的角膜区域可以放大到全屏。角膜图像可以在显示器上平铺或滚动。主菜单提供一些功能显示。所有的功能显示用颜色代码来标记他们代表的含义。采用颜色代码的仪器是基于"可见光谱的"——也就是说,蓝色代表短的曲率半径(短波长、陡峭的角膜)和红颜色代表长的曲率半径(长波长,平的角膜)。一个简单的按键可以逆转这种表达。几乎任何想要的颜色方案都可以被编程到显示器里。

（二）角膜等高线

第一个彩色显示屏显示角膜等高线图。图从顶点平面显示角膜。红色光谱显示的区域,这个距离是最大的。一个白色的光标,最初固定图标的中心,可以使用键盘向任何方向移动。像方位角一样连接光标的位置到中心的距离,在这个位置可以呈现在底部对话框内,显示出图标随着角膜高度、曲率半径、屈光度变化。

（三）子午等高线

通过子午等高线菜单可以选择任何一个子午线获得角膜的纵切面图。这个显示可以使医师选择所需的子午线(如 0°~180°)。光标会显示任何给定位置的屈光度、以毫米为单位的曲率、到角膜中心的距离、z 值和光标指定位置的半子午线。所有这些信息都显现在屏幕的底部。

（四）角膜散光

角膜的散光可以从任何中央到周边的两条子午线算出。最初在图中心的白色光标,可以移到图的左边或右边。图底部的对话框会自动显示出在角膜上的位置,散光的量和计算出的子午线。这个在屏幕中间的正方形对话框显示了平均散光、中央散光、在距角膜中央 3mm 和 6mm 距离的散光。散光既可用屈光度表示,也可以用毫米表示。

（五）三维显示

角膜三维图可以显示出角膜的大体情况。角膜三维图显示了一个概览。这个图可以以 10° 为一个阶梯旋转,因此操作人员可以从不同的角度去查看角膜(图 1-6)。

（六）裂隙投射环

细的投射环可以更精确地测量角膜,减少推断(图 1-7)。另一方面宽的投射环会导致更多的推断环和角膜测量的不准确。

（七）叠加图像

综合评估角膜散光,在菜单上也可以选择叠加图像(图 1-8)。通过选择这个选项,每个反射环的散光主轴在角膜图像上被覆盖。对丁每个完整的环,18 个环直径都可以用来计算和比较。通过最小直径和最大直径画一条线。在右侧屏幕上这些直径的角度被制成列表。这些显示表明,角膜散光在整个的角膜表面不一定是统一的(如同角膜曲率计),而是随其位置在改变的。

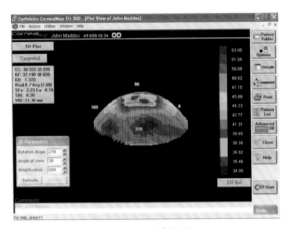

图 1-6 三维显示

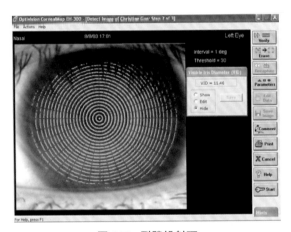

图 1-7 裂隙投射环

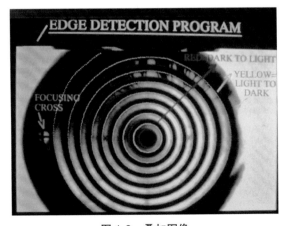

图 1-8 叠加图像

（八）总图

以上各图由切向图、高度图、屈光图和多项式图构成（图1-9）。这个图是非常有用的，特别是在角膜塑形术过程中，它可以显示治疗区的位置和产生的像差。

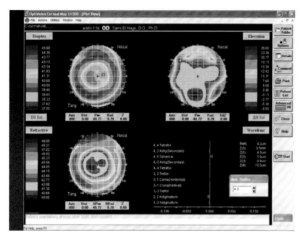

图1-9 总图

（九）屈光图

从主菜单可以获得角膜屈光图（图1-10）。用键盘可以控制白色光标在任何方向上移动。光标的位置，也就是离中心的距离和方位角，与显示在图下方的对话框里显示出的各个位置上的环的不同是一致的。操作者可以一眼看出图颜色代码，它显示了角膜上陡峭和平坦的区域。例如，在一个常用的角膜上，中央部分是蓝色，中央部分旁边的中间区域是黄色/绿色，边缘是红色。

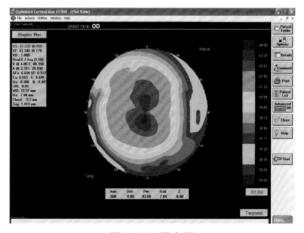

图1-10 屈光图

（十）切向和径向屈光图

对于角膜上的每个点,都有两个方向的曲率半径,一个是切向,另一个是径向,两者是相互垂直的。径向的曲率半径位于光轴上和在 Gaussian 近似值内代表角膜的屈光力。切向的曲率半径轴远离光轴,代表角膜形状的变量(图 1-11)。

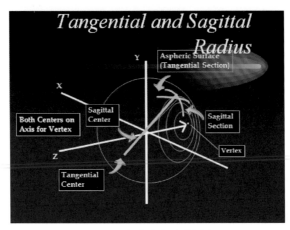

图 1-11 切向和径向屈光图

（十一）电脑化角膜塑形镜设计

角膜塑形镜可以直接用衍生于角膜摄影术的 CKR 软件来设计(图 1-12)。通过操控键盘,你可以改变任何所需的参数,例如,我们可以改变近视降度(AMR),光学区(OZ),总直径(OAD),反转弧(INV)、定位弧(ANC),形状因子(SF)、镜片和角膜之间的泪膜厚度(TF)。这种经验的设计是休斯顿大学在 2007 年进行的试验并发表于 *Eye & Contact Lens*。

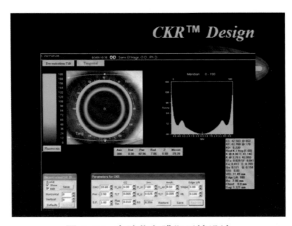

图 1-12 电脑化角膜塑形镜设计

（十二）角膜高阶像差

角膜地形图通过 Zernike 多项式显示了角膜的高阶像差（图 1-13）。例如，当我们比较任何屈光治疗前后，地形图可以显示出高阶像差的改变和由任何手术引起的彗差和球差。

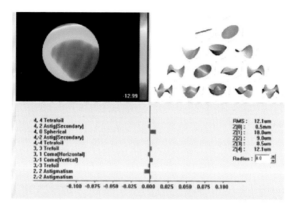

图 1-13　角膜高阶像差

九、临床应用

1. 角膜地形图的数据可以为患者的治疗方案提供信息。角膜地形图可以记录和比较任何有关屈光操作前后角膜地形的改变，比如角膜塑形术。这些信息可以存储在一个硬盘驱动器、USB、CD 或制成表格打印输出。

2. 不管现在或将来，凡是累及角膜屈光变化的操作，如角膜交联术或飞秒激光都需要准确地知道角膜地形的形态。

3. 从业者可以通过展示患者治疗前后角膜形态的改变来更好地跟患者解释治疗的结果。读懂地形图也会帮助从业人员更好地帮助患者。很多操作，例如放射状角膜切开术、近视角膜磨镶术、角膜表面镜片术在某种程度上都依赖于原始角膜地形测量的准确性。

4. 对无晶状体的患者计算出所需要的人工晶状体。传统角膜曲率计测量范围为 3~4mm 区域而角膜地形图在同样的区域可以提供多个屈光度。在这个基础上，提高了外科医师使用人工晶状体的可预测性。

5. 膜移植或眼内的手术可以通过控制缝合减少术后散光。

6. 角膜地形图对任何不规则的角膜如圆锥形角膜、近视激光矫正术后、接受放射状角膜切开术的患者等都是很有用的。在这种情况下，中央和周边角膜关系逆转，即角膜在中心变平、周边变陡（扁椭圆形状）。

7. 医师验配接触镜的个人技术可以被编程到计算机里，如果有需要，可以为每个患者提供接触镜的参数和提供定制服务，同样这个技术也可以应用到表层角膜植片术中。

8. 该仪器可以减少患者通过使用一系列诊断性接触镜和荧光素评估反复试戴所耗费的时间。角膜地形图可以在接触镜和角膜之间最适宜泪膜关系的基础上提供非球面接触透镜的参数。也就是说，仪器的使用清除了验配时的猜测，既节省了时间又防止了错误。

9. 临床医师和接触镜制造商可以通过这个仪器设计镜片，无论多么复杂（像新一代的双焦接触镜），都可以用常见的设备来检验。

10. 该仪器可用于研究近视控制的长期效果

十、结论

本章介绍的仪器是为了提高角膜测量的精确性和可重复性。随着计算机计算能力的提高和计算机实时系统的使用，我们可以做出更详细、准确、全面、快速分析的角膜地形图。各种角膜重塑技术的使用将提高手术的成功率。在关于角膜地形图测量的问题上，我希望我已经贡献了解决方案。

（Sami G.El Hage，OD，PhD，DSc）

翻译：段昌敏　吴晋芳　张　缨　张艳明

参 考 文 献

1. Scheiner C，Occulus Hoc est：fundamentum opticum，Innsbruck，1619

2. Kohlrausch，Über die Messung des Radius der Radius der Vorderfläche der Hornhaut am libenden menschlichen Auge. *Okens Isis Jahrg* 1840；5：886

3. Senff，In Wagners R Handworterbuch der Physiol. Bd. Ⅲ. Abt. 1. Art. ：Schen，1846；S. 271

4. Helmholtz H，In：Graefe's Archiv für Ophthal-mologie. Vol. 2. 1854；3

5. Coccius A，Über den Mechanismus der Ak-ko 毫米 odation des Menschlichen Auges. Leip-zig，1867.

6. Ophthalmometrie und Spannungs-messung am kranksen Auge. Leipzig，1872

7. Landolt E. L' ophthalmomètre，compte réndu at mèmoires du Congrès international de Geneve. 1878

8. Javal E，Schiotz，Un ophthalmomètre pratique，Trans. International Medical Congress VIII Session London 1881. III. P. 30. Annales d' O-culistique. 1881；87：5

9. Sutcliffe JH，One-position ophthalmomety，Optician Photographic Trades Rev（suppl）. 1907；33：8

10. Hartinger H. In：Le Grand Y，ed. Optique Physiologique，Revue d'Optique，1935；ch. 2，p. 154

11. Fincham EF. The changes in the form of the crystalline lens in Accoodation, Trans Opt Soc, Lond 1925;26(5):239-269

12. Berg F, Bemerkungen zur Theorie der ophthal-mometrischen Messungen von Flächenkrüun-gen, Acta Ophthalmologica. 1929;7:225-243

13. Mandell RB, Reflection point ophthalmometry, a method to Measure corneal contour, Am J Optom Arch Am Acad Optom. 1962;39(10):513-537

14. Bonnet R, Contribution à l' étude de la topo-graphie Cornéenee, L' Opticien Lunetier. 1960

15. Gullstrand A, Photographish-ophthalmometrishe und klinische Untersuchungen über die Horn-hautrefraktion, Kungl So Vet Akad Handl. 1896;28

16. Placido A. Novo instrument de Esploracao da Cornea. Periodic d'Oftalmologica Practica, Lisbon. 1880;5:27-30

17. Fisher, In: *Vers O G Heidelberg*. 1927; Blz 31 en 429 ef in Zentralbl, f. g. o 1927; XVIII, Blz. 342 en 349

18. Berg F. Vergleichende Messungen der form der vorderen Hornhäutflache mit Ophtalmomcter und mit photographischer Method. Acta oph-talmologica 1929;7:386-423

19. Dekking HM. Fotografie der Cornea opperw-lakte Assen. Van Gorcum, 1930, in 8^{cm}, 91, 360 (1930)No. 2, 71p. *Groningue th Med 1930; no. 2.*

20. Amsler, Hartinger, Ber d'Deutsch. *Ophthalm* Ges. 1930

21. Lenoble J. Méthode Optique pour étudier la forme d'une Surface réfléchissante, *Rev Opt*. 1952; 31:393

22. Knoll HA, Stimson R, Weeks CI. New photo-keratoscope utilizing A hemispherical object sur-face, *J Opt Soc Am*. 1957;47(3):221-222

23. Reynolds AE, Kratt HJ. The photo-electronic keratoscope, Contacto. 1959;(3):53-59

24. Knoll HA. Corneal contours in the general pop-ulation as revealed by the photokera. Am J Optom Arch Am Acad Optom, 1961, 38:389-397

第二章　镜片材料和设计新进展

角膜塑形术（Ortho-K，角膜塑形镜）的出现始于 50 多年前，当时这种硬镜的缺点是由 PMMA 材料制成。当配戴这种镜片矫正近视时，可长时间使角膜曲率变平，并引起深层角膜的类似改变。早期验配角膜塑形镜尚缺乏目前可用的优势技术，如角膜地形图、计算机辅助设计和计算机数字化控制车床（CNC）。1990 年以前验配的成功率完全取决于验配师的个人技巧和经验，当时的设计、配适以及有目的改变人眼屈光状态的技术才刚刚起步。在新千年到来之时，上述的新科技层出不穷，使接下来的几十年涌现出新的镜片设计、材料研究及相关科研成果。新纪元的前十年可被称为医学科技突破的时代及 Ortho-K 工艺、科技受益的年代。十年前，我们许多人还无法预期角膜塑形现代科技的出现。这十年始于 FDA 首次批准过夜配戴角膜塑形镜（CRT2）治疗中低度近视、散光，止于高度近视、散光、远视、老视等屈光不正防控治疗的发展。这些改变引起了配适的革命，新的、更有效的角膜塑形治疗方式较少依赖于验配师的个体技巧和经验。新开发、创新的 Ortho-K 设计并不是凭空产生的，而是需要依赖于研究、科技、革新技术的支持等这些快速发展。当然，如果实际治疗方式不能很好地解决人眼视觉系统的屈光问题，以上这些也不会发生。以下编写的内容是作者认为导致革新 Ortho-K 设计新纪元的相关因素，包括新产品的产生、革新理念的影响等。新设计方法革新理念提出时，制造和检测业的科技突破还没有同时出现。这些偶发事件恰巧在合适的时机同时出现，迎接人眼视觉系统的最大挑战。在不到一个世纪的时间里，近视从并不常见的眼病发展成流行性眼病，将角膜塑形术推向了眼保健的重要位置。若不基于此，Ortho-K 无论在矫正屈光不正方面如何有效，都不会引起广泛注意，成为治疗进展性近视的有效方法。

一、新型聚合材料和双轴机械技术

镜片设计和配适的发展部分取决于十余年前透气性镜片材料的改进和新车床技术的发展。所有这些新的研究和发展都来源于一个里程碑性的理论，即过夜配戴角膜接触镜所需的最低氧传导，以达到闭眼睡眠时同样的角膜肿胀水平。这项研究发现镜片的氧传导达到 87（Dk/t）是所需的临界水平（Holden &Martz，1984）。随着聚合材料技术的进步，以及对眼部生理的了解，在过去的几十年里已经研发出了新型的聚合材料，改变了 Ortho-K 的配适前景。材料学的革命推动了氧传导性（Dk/t>170，Menicon Z）、湿润性（Plasma Coating，Paragon HDS）的进步,以达到更薄的设计,更小的弯曲度。通过这种高氧传导性的镜片,即使最苛刻的接触镜配戴条件如过夜角膜塑形也可以不影响角膜健康。

为充分发展 Ortho-K 技术的潜力,车床工艺尚需要改进。伴随新双轴机械技术的出现,20 世纪 90 年代中期,可以更简单、准确地制作角膜塑形镜片。旧的数控车床(金刚石刀具位于旋转轴)制作角膜塑形镜片时常需要几个额外的步骤。制作新设计的镜片,如矫正显著环曲面(散光)的角膜时则需要特殊设计,在某一象限或角度有特定的凸起,这方面传统数控车床无法完成。基于角膜地形图个体化设计的 Ortho-K 镜片是未来的发展前景,并已成为可能。

二、计算机辅助的视频角膜塑形技术和远程医疗

随着新技术的不断崛起,新的发展和革命性设计是未来角膜塑形科技的重要部分。根据角膜曲率和显性屈光来验配角膜接触镜可满足 Ortho-K 行业发展初期的要求。二十年前,计算机辅助的视频角膜塑形技术出现,其附带的软件可模拟荧光素染色,根据角膜地形图的高度图经验设计接触镜片。现如今最新的成像软件可传递实时的单帧、视频荧光素染色图像给会诊医师,用于咨询角膜接触镜的制作,或评估、会诊、选择最终的镜片设计。这种新的验配模式有很多优点。这些个体化设计意味着将有更好的机会用正确参数设计的镜片配适患者的角膜。这些程序可帮助验配者根据不同的需求处理球面像差。在近视控制中,如果想增加 Ortho-K 的效果或用非球面镜矫正近视,可根据球差制作非球面的基弧,诱导出有多焦作用的非球面镜。功能强大的软件系统结合角膜地形图分析,有助于解决最具挑战性的病例。其中一个程序称为 Focal Points,由来自意大利米兰的计算机软件设计师 Renato Liffredo 发明。这款软件设计背后的理念是提供方法,加速 GP 镜片设计的发展,包括 Ortho-K 的制作及计算机软件程序辅助的配适镜片。目前,这款软件的大部分应用者为制造商,利用该技术申请许可证书并进行复杂的角膜塑形镜片设计。将特定患者的角膜地形图数据导入程序,则可选择符合患者角膜地形图的 Ortho-K 镜片设计。Focal Points 软件的真正价值在于能够沿着镜片后表面的任意一点评估镜片后表面和角膜前表面的间隙。"可分析并改变泪液膜厚度,直至获得理想的镜片 - 角膜配适关系,如同模拟荧光素染色图形"。由 Jim Edwards 研发的 wave 接触镜系统,则利用了 wave 软件下载的角膜地形图数据和镜片泪液层数据。该设计应用了非常复杂的计算机程序,使镜下的泪液层形状匹配角膜形状。wave 系统允许验配师个体化订制 Ortho-K 的设计。该款软件有许多功能,可个体化设计多达 8 个独立子午线(独立形式)的镜片形状。一旦镜片设计完成,镜片设计图将直接送到制造车床。wave 接触镜系统可根据角膜情况或大直径镜片模式订制镜片。ProCornea 附带的 DreamLite 系统是根据一款复杂的软件系统,从角膜地形图提取原始的角膜

高度图数据，整合入 DreamLite 软件，为患者选择最佳配适的镜片。这款自动软件系统可提供一致性的设计，而不受患者地形图的影响。Paragon CRT 软件可提供模拟的图形，根据角膜地形图和显性屈光状态设计角膜塑形镜片。以角膜地形图为基准的程序 GP Easy（Paunevision），则通过微软 Excel 系统和一组特定的公式进行接触镜镜片和光学区设计。它允许用户进行不同的镜片设计，包括 Ortho-K，并可定制镜片的设计。从角膜地形图读取数据，并输入到系统内，同时输入的数据还包括角膜曲率（中央顶点半径）、偏心率和屈光度，然后确定最佳的泪液层轮廓，球面或非球面，后光学区直径，周弧数量以及宽度，总直径等。该系统受角膜地形图质量的限制，顶点直径和偏心率是近似值。因此，推荐至少拍摄 4 个高质量的地形图，对疑难病例需要一系列组合以更准确的定量角膜偏心率。该程序易于使用并可直观的自由设计。镜片可被设计为非球面或球面象限性或环曲面，最终控制镜片的配适。Ortho-K 设计改革的下一步是基于浏览器的记录系统，在这个系统中，互联网可将大数据传递到远端服务器。该系统减少了对诊室服务的需要和依赖，也减少了软件更新的需求。如今的高分辨率成像和测量，高速的网络通信能力为未来的角膜塑形镜设计提供了保障。目前正在开发云计算系统，可提供计算、软件、数据访问和存储服务，这些服务不受眼科从业人员知识背景、地理位置和硬件配置的限制。它是理想的信息技术系统，不需要在每个诊室都投资新的基础设施建设，就可以增进和改善服务。远程医疗，根据收集相关的信息和图像设计镜片，将标志着角膜塑形技术的另一巨大突破。如验配角膜塑形镜时，首先收集图像和数据，再将其传递给镜片设计者，以准确评估镜片配适。一旦确定了镜片的配适，新镜片可以通过云系统计算，并交由车床生产。

三、准确测量角膜的新仪器

知道角膜的实时变化是当今世界的给予。毕竟我们还不能以这样惊人的准确性分析人类身体所有的结构。但是由于成本高或缺乏兴趣，迄今为止，验配角膜塑形镜的最佳角膜分析设备为检查角膜结构的裂隙灯、Placido 盘、Orbscans（昂贵）和 Pachymeters。感谢有新一代的角膜分析设备出现，可以提供更准确的角膜信息包括其上皮层及相关结构。最新的角膜分析设备可提供更好的 Ortho-K 配适，包括 OCT 上皮厚度图（ETM）、角膜地形图、波前像差仪和眼反应分析仪（ORA）。傅立叶 OCT 是评估眼后极部变化非常准确的工具，可精确至 5~7μm。近来，该公司增加了眼前节测量的新特色，称为角膜表面的上皮厚度图（ETM）。ETM 可精确至 3.5μm，即使是病变角膜如圆锥角膜，也有可靠的可重复性。长期以来，角膜地形图是 Ortho-K 的验配标准，但其可靠性差，对于 Ortho-K 镜片的经验设计不够完美。随着 ETM 的精确性和可靠性提高，现在可消除个体化设计的最后障碍，从而准确配适角膜塑形镜，该障碍是影响验配成功率的重要因素。如果一个设计不能完全矫正视力,失败的原因将不会是数据收集过程中数据的丢失或不可靠的数据。在过去的二十多年里,角膜断层成像术是角膜接触镜验配过程中一项非常实用的技术。较之依赖于 Placido 盘的角膜地形图,它的优势非常明显。Pentacam 角膜成像术(Oculus 公司,Wetzlar,德国)利用 360度的成像技术,提供了角膜前后表面真实的高度图,然后根据测量的数据计算出眼前节的三维模型。真正的角膜前表面高度图允许准确的评估镜片-角膜配适关系。Pentacam 可以分析角膜像差,并通过 Oculus Pentacam 接触镜配适软件和模拟的荧光素图形进行接触镜配适设计。临床上传统的屈光矫正是矫正球性和散光性屈光不正,这些屈光不正被认为是低阶像差。在 Ortho-K 验配和屈光手术中,视力可被其他许多视觉异常因素影响,如高阶像差。这些高阶像差,如球差、彗差、三叶草、四叶草可引起主观视觉症状。目前临床上可用波前像差仪检测这些光学像差。这些仪器不仅可检测所有类型的像差,许多仪器也可以通过区分内或外(角膜)的像差来确定像差的来源。如今的波前像差仪可帮助镜片设计者和临床医师设计矫正高阶像差的 Ortho-K 镜片。若 Ortho-K 治疗区偏位可引起眼高阶像差,称为彗差。通过测量 Ortho-K 镜片配适引起的彗差,进行接触镜配适的改变,可选择大的治疗区或镜片直径消除这种特殊的高阶像差引起的视觉扭曲。另一方面,已显示球差是有益的,它可引起周边区域的屈光改变,从而抑制近视进展。镜片设计者可以利用波前像差和周边屈光度数据更好的设计镜片制作这种类似于 Ortho-K 镜片的周边球差,从而在旁瞳孔区引起有意义的正附加,为老视患者增加理想的渐进屈光度。眼反应分析仪(ORA)是测量角膜生物力学反应(滞后)的一种新仪器。它可以通过校准空气脉冲测量角膜的黏滞性和弹性量。眼反应分析仪也可以测量眼压。角膜滞后是检测角膜受外界压力后恢复到初始形状的能力,可称为角膜滞后率(CRF),正常的角膜是 8.2。根据患者是否有角膜病变,如圆锥角膜(6.3)或准分子激光术后(7.73)而有改变。通常 CRF 值越高,角膜硬度越高。在作者的经验中,遇到的最高 CRF 值为14,被证明不是很好的角膜塑形镜配戴对象。

四、屈光度的矫正

开发角膜塑形镜以外的新方法控制光线进入视网膜,从而控制人群的近视进展,重新定义专业术语势在必行。被称为"角膜塑形镜学者"已不足以描述我们的实践工作。除了药物,特殊设计的双焦软镜/框架镜,视觉训练和矫正用眼习惯都已用于控制患者的屈光不正,我们的实际临床实践范围已有更改。我们可以选择为青少年进展性近视的患者验配 Ortho-K,我们也还有许多可联合的附加方法,真的到了重新定义我们临床工作的时候。我们验配 Ortho-K 的目标是它不能对患者有所伤害。理想的验配模式是防止早期发病的眼病如近视在患者的自然生存期内不断进展。也许未来 Ortho-K 治疗的模型是配戴反几何型的镜片，以正确屈光度控制光线进入周边视网膜，从而抑制清醒活动时的眼轴增长。另一种治疗的模型是软镜，用改变的屈光度如双光设计维持患者清醒时间内视网膜正确的影像。除上述方法外，我们也可以采用药物治疗，如低浓度的阿托品作为联合治疗方法抑制调节反应，以取得我们的目标。上述的一些方法已经在我们的当前工作中成为现实，通过上述所有的例子，我们可进行屈光不正的矫正。我们通过屈光治疗的方法进行矫正，这个名称包含上述所有的治疗方式。我们称之为角膜塑形的治疗最初是为了矫正近视和轻度散光。如今，其矫正屈光不正的能力可以有效地暂时性消除所有的屈光不正，如近视、散光、高度近视、远视和老视。

（一）近视

矫正近视及相应的散光是验配角膜塑形镜的最初目的。早期需配戴一系列较"K"值平坦的镜片，直到获得理想的近视降幅。当角膜被塑形后，有时患者每日仅需配戴几小时的镜片。如果屈光度高于 2.00D，经常会导致镜片上偏位，这在当时是很常见的情况，因为镜片比"K"值要平坦。在 20 世纪 80 年代末，反几何设计的镜片被引进，其名称来源于三弧中的第二弧，这一弧段比基弧和周弧都要陡峭。这种设计是非常规的，由于传统的 RGP 镜片设计是渐进性变平，无论有多少弧段，也是顺应角膜解剖的。反几何设计使镜片位置稳定以矫正高度近视，但是基弧区变平后镜片也经常会向上偏位。20 世纪 90 年代中期 Sami El Hage 首先引进四弧设计的镜片，在更陡峭的"反转"弧旁增加了额外的定位弧。角膜塑形的时代应运而生。Tom Reim 很快引进了 DreimLens，在配戴一晚后就可神奇地矫正多达 4.00D 的近视。然而，最好的时代尚未到来。随着计算机驱动车床系统的发展，容许误差仅为 0.0001mm，生产接触镜时可以提供惊人的准确度。而非抛光镜片材料的出现使加工准确性和可重复性到达了新的水平，仅用一副镜片就有 90% 的成功率矫正中度近视。通过角膜曲率值、显性屈光和HVID 获得有效的配适设计，与 20 年前最有经验的验配者取得的结果相类似。验配者也可以根据几千例成功的镜片配适数据，利用小包装三组镜片的分发系统取得最佳的镜片配适。这个系统有助于在镜片初始配戴阶段减少患者的等待时间和适应时间。大的诊断镜片套装可以在更大的范围内和镜片参数选择中提供额外的方便和直接的配适成功率。这些套装可为中小或大套装，有 10~100副镜片，由实验室或验配者设计。随着强大的计算机驱动软件的进展，可根据许多参数如角膜环曲面和最适的泪液层选择最佳配适。这些数据可以和诊断配适套装相结合，取得最佳的镜片配合适设计。在验配过程中可以根据角膜地形图选择第一副镜片，在患者过夜配戴这副镜片后再决定该镜片的配适图与理想的"牛眼"图有多少差别。最佳的结果可能来自于第一副镜片或者与过夜配适结果比较后程序选择的镜片。强大的 CAD/CAM 系统（Wave）整合了几组镜片设计的特征,结合在一起取得最佳的结果。根据角膜地形图处理设计特征如反转弧 / 定位弧深度和宽度、边弧,同时结合另一个软件程序将设计特征发送至 CNC 车床。这可使验配者根据角膜地形图的数据更精确地个体化设计角膜塑形镜片。

（二）散光

角膜塑形镜的压力模式使其很难矫正高度的中央区顺规散光。如果镜片的定位弧根据平坦"K"设置,那么可观察到荧光素渗漏到垂直子午线上引起不完全的贴合。如果选择陡峭的垂直弧作为定位弧参数,则可以观察到镜片水平方向反转弧内有大的气泡。如果散光范围大至角膜缘,则为 Ortho-K 的非适应证,直到最近这一问题才得以解决。应用现代的车床技术和强大的计算机程序,目前几乎可以在所有角膜上个体化配适镜片,包括有大散光的角膜。许多新设计可提供如 Focal Points 软件所描述的选择,允许高度差在每度或每个象限有所不同。针对每个个体角膜设计的环曲面对称的定位弧和相应的周弧将成为未来大多数环曲面 Ortho-K 配适的标准。高度散光镜片的非球面基弧可有助于进一步改善中央角膜的高度差。可以将每个镜片都设计为环曲面,即使是轻微的高度差也可矫正。目前的软件和系统带有现代的角膜地形图可以提供的所有必需数据有助于镜片设计。Paragon 双轴设计提供了另一种设计方法,这种设计是基于最初的 CRT 产生的新一代镜片,可在 360 度内维持定位弧角度（landing zone angle,LZA）和反转弧深度（return zone depth,RZD）。这种镜片设计并不是真正的环曲面设计,有两个独立的 RZD 弧,也可能有两个分开 90 度的 LZA 弧。在一些病例中,越简单越好。由于角膜的两个子午线有至少 1.00D 或者更多的差异,按照平均"K"设置定位弧可成功验配大多数的病例。最好手边有试戴镜片套装以检查荧光素染色图形,但在大部分病例中即使是治疗大量的角膜中央区散光,也几乎不需要调整。

（三）高度近视

近视的发病率在全世界范围内增加,特别是在中国人口中。随之增加的是高度近视（>−6.00D）的发生率,已到了前所未有的水平。对超过 −6.00D 的近视进行安全、有效的角膜塑形,并在所有清醒时间里维持视力,需要更有效地塑形角膜。这种设计需要额外的弧段,如双反转弧和双定位弧,维持中心定位并改善塑形能力。即使有这些附加弧段设计,高度近视的塑形仍表现为治疗区缩小。已建议新的方法解决这些问题,通过周边区向内塑形增加反转弧的深度,增强塑形效果。可制造最大程度的角膜组织位移获得约 20μm 的角膜塑形。若仅移位中央区的角膜,将治疗区限制到 3mm,可矫正超过 −6.00D 的近视。然而,如果我们将周边的角膜组织移位至反转弧产生足够的深度,则不需要获得同等程度的中央角膜变薄。这样有可能矫正高度近视,同时保持治疗区足够大,保证夜间开车这样的活动也可获得良好的视力。

（四）远视

最初的远视 Ortho-K 塑形设计是非球面设计。0.8 以上偏心率的后部非球面设计的硬性角膜接触镜普遍应用于矫正老视眼。这可有效的产生近附加,但是有中央区角膜变陡的副作用。远视 Ortho-K 通过轻柔、准确挤压中周部角膜制造陡峭的中央角膜。这些早期设计是 100% 非球面的,与近视角膜塑形相比效果更慢。好的镜片配适需要有光学区的中央间隙以及进行性的中周部接触,同时维持足够的边缘翘起。如同所有的角膜塑形镜片,这种设计需保持中央定位良好。作者的经验是远视塑形镜片会随时间失去部分有效性,要对抗这种结果并增加治疗区大小,产生了高原镜片设计。这种镜片的特征是从中央到外周陡峭 - 平坦 - 陡峭 - 平坦设计。它的特征是增加中央区的陡峭,外周弧段第二区相对平坦。非球面弧段可精细调整配适。另一种远视塑形的很好方法是修改的 Paragon CRT 设计。镜片选择与近视矫正镜类似,但是反转弧的矢状深度降低了50μm,并维持同样的定位区角度。可调整基弧的直径和屈光度以制作中央区角膜所需的陡峭。这种设计方法可有效地矫正低度远视,并可提供两种不同的后光学区（BOZ）尺寸（5mm& 6mm）。如今可提供几种镜片设计矫正多达 3.00D 的远视,也可设计远视渐进性塑形镜片。新的设计如双几何多焦点镜片可矫正低到中度的远视性老视。

（五）渐进性角膜塑形

由于角膜塑形过程中产生针孔效应,早中期老视镜片的配戴者通常能很好地从事近距离工作,而不需要额外的帮助。过去,若这些患者需要额外的近附加,角膜塑形镜学者会将非主导眼欠矫,制造单眼视的效果。如今,渐进性塑形镜设计提供了更多的选择。设计这些镜片的一种方法是有意地制作"笑脸"图形。将镜片向上方骑跨,在一些病例中反转弧恰位于瞳孔之下。这种偏位反转弧的结果是当眼球向下方注视阅读时增加下加光的屈光度。要利用这个概念而不引起镜片偏心,在传统的近视矫正四弧设计中额外附加了非球面弧段。这种塑形镜片使角膜中央区变平,从而提高远用视力,但是它也使旁中心角膜变陡,因此在角膜表面制造了双焦或多焦区。另一种设计方法是制作中央阅读区,用相对平坦的外弧段区将角膜塑形为视远的环形区。周边部平坦的弧段交互突出显示了宽、界限清晰的中央区,这对矫正高度远视特别有效。这个设计由非球面的定位弧锚定。如今新发展的设计使预定中央远或中央近的设计成为可能,类似于许多软性镜片的渐进性设计。设计更有效的双焦接触镜的新理念可能是 Ortho-K 的新应用。视觉跨度是指不移动眼球即可清晰地看到的文本中字母的范围。视觉跨度的位点可进一步定义为阅读的优势眼,即该位点感知的代码较另一位点更清晰、更易读。根据优势视觉跨度（PVS）设计的镜片影像位于旁黄斑中心凹处，比视轴位点的影像更清晰。由于聚焦在旁黄斑中心凹处的影像更清晰，清晰的物像会代替模糊的物像，从而加强了对偏离视轴物像的感知能力。这与大多数双光镜片设计的同时视不同，后者代表对视轴混合物像的解释能力。这种概念可被描述为向内聚焦，新的角膜塑形镜设计可引起这种效应。在角膜上做到视觉跨度需要改造镜片的后光学区（BOZ）。液压力需要联合正确的泪液层轮廓，被塑形的角膜需要扁球形的 BOZ 泪液轮廓挤压角膜向内聚焦，同时前光学区解除由扁球形塑形引起的外向聚力。最终镜片设计为小而平坦的中央视远区，且与视近区融合。

五、治疗性角膜塑形

过去 25 年里，近视发病率在世界范围内大幅上涨。尤其是在中国，近视患儿已接近 400 万。近 90% 的中学生患有近视，更令人担忧的是高度近视的发生率也在增加。高度近视的并发症如青光眼和视网膜脱离发生率也很高。Reim 及其同事在一项回顾性研究中首次报道了角膜塑形镜控制近视的潜在作用（2003）。配戴角膜塑形镜的患者近视进展可降低 60%。在亚洲进行的 LORIC 研究报道，进展性近视儿童配戴角膜塑形镜与框架眼镜相比，近视进展和眼轴增长的速度均减慢（47%）。CRAYON 研究也发现近视进展和眼轴增长的速度减慢（57%）。这两项研究都是小规模研究，只包含了不到 40 个病例。近来在亚洲进行了为期 2 年的随机研究，发现高度近视儿童配戴角膜塑形镜与单纯配戴眼镜相比，眼轴增长的速度更慢（63%）。近 5 年已有许多关于角膜塑形镜的研究显示其控制近视进展和眼轴增长的作用。关于角膜塑形镜治疗益处的基础研究已有很多，由 Dr.Earl Smith 及其同事（2009）提出的理论最为流行，它指出灵长类动物的周边视网膜在控制近视进展中起到重要作用。角膜塑形镜在塑形角膜过程中产生特殊的凹透镜是减慢眼轴增长的有效方法。根据这种理念，许多不同的设计被提出，以探索最佳的塑形方式。目前还不明确哪种 Ortho-K 设计更适于完成最佳的成像效果。周边屈光度设计已成为有价值的工具，可抑制近视患者的眼轴增长（Mutti，2007）。根据这种角膜塑形设计制作的近视模型是合适的控制近视的方法吗？我们知道应用角膜塑形镜控制近视更适用于高度近视的治疗，而非刚出现近视的儿童。这是因为高度近视患者需要更多的压平角膜，而有更陡峭的反转弧吗？也许这与高度近视塑形镜的治疗区较小有关。目前开展了许多角膜塑形镜控制近视的研究，作者称之为未注册的设计。这种镜片用特定的参数预制，通过图表或角膜地形图的配适图为特定的患者选择参数。每个镜片均根据患者周边屈光度数据进行个体化设计，以获得最佳的近视控制效果。我们能看到更有效的抑制眼轴增长的效果吗，可能接近于零增长吗？控制近视的角膜塑形镜设计包含调节的中央抑制。间歇性中央抑制（ICS）的儿童显示出有抑制眼较无抑制眼的近视进展减慢。同样，难治性屈光参差患者有抑制眼的近视度更低。M 通路，黄斑中心凹的主要通路，也是影响中央抑制（ICS）的通路。有可能设计有周边视跨度的角膜塑形镜吗？有可能联合应用低浓度的阿托品降低中央调节反应，并抑制眼轴增长吗？

六、新展望

角膜塑形术的未来发展方向仍很难预测。特别是治疗圆锥角膜的角膜交联若与角膜塑形镜治疗相联合，可能会提供满意的视觉效果（El Hage，2009）。Decorin（Stableyz，Euclid Systems），一种自然的交联分子，当与 Ortho-K 治疗联用时可减少过夜配戴角膜塑形镜片的时间。这两种技术目前由美国 FDA 进行调研，以确定其治疗方案的安全性、有效性。角膜塑形术已用于治疗 LASIK 术后的并发症和轻度的圆锥角膜（未经批准）。也许这些应用技术有一天会与角膜交联成为联合治疗方案，提供更长期的治疗方法。角膜塑形镜的前景光明。随着青少年人群近视进展速度加快，在未来将会看到屈光治疗领域的新投资，以及更好的镜片设计方案。

（Cary M.Herzberg）

翻译：张　缨　段昌敏

第三章 高度近视和高度散光的角膜塑形镜验配

一、高度近视和高度散光的发病状况

我国是世界上青少年近视患病率最高的国家之一,同时高度近视(近视度≥6.00D)的患病率也在攀升,如广州2003年的一项调查显示,15岁人群的高度近视患病率已由以往的1.5%以下提高至4.8%。近期更有报告指出中国台湾省18岁学生高度近视的患病率已由1986年的9.2%显著升高至2000年的21%。北京一项研究也指出新入学的大学生中,高度近视患者接近22%,而超高度近视(≥8.00D)者占6.3%。以病因学分析,这些高度近视应为遗传因素和环境因素的共同作用结果。如何防控高度近视的发生发展目前已受到眼视光学界的高度关注。

高度散光的定义目前尚无统一标准,文献报告将1.50D、2.25D、2.50D、3.50D或以上散光量归为高度散光,主要为角膜散光,占90%以上。根据国内一项调查,分别以≥0.50D、≥0.75D、≥1.00D作为散光的纳入标准,3~15岁儿童散光患病率分别为58.04%、34.56%、20.62%,轻、中、高度近视中散光的患病率分别为20.15%、29.18%、62.72%,>1.50D的高度散光眼中低视力眼高达29.27%。

一般高度近视的家族儿童近视发生年龄早、进展快,父母对其近视防控的意识更强,要求更迫切,往往很早期即已采取了多项矫正治疗措施,当发现很多方法基本无效之后,则很多家庭寄希望于角膜塑形技术。

超过2.00D的角膜高度散光多伴随高度近视,由此更增加了验配的复杂性,导致成功率降低。开展角膜塑形治疗的初期,不主张马上接诊高屈光度的病例,最好先选择最佳适应证,获得数百例的成功经验后,再考虑挑战高难度的验配。北京大学医学部眼视光学研究中心虽已有十余年的验配经验,却仍不能夸口达到100%的成功,仍需不断学习、探索,追求更高的专业技能。由于近年来我中心作为全国角膜塑形术的推广、培训、会诊中心,所以接受了大量全国各地转诊来的疑难复杂病例,目前针对高度近视和高度散光等难度高的角膜塑形镜验配可达40%左右。

二、高度近视高度散光的光学矫正方法
(一)框架眼镜
配戴方便,但镜片厚重,有压迫感;因与眼部有一定距离,所以成像会随度数

的增加而明显缩小、变形、像差增大;框架限制视野较窄,约为裸眼的59%;一般框架眼镜无近视控制效果。

(二) 软性接触镜(SCL)和硬性透气性接触镜(RGPCL)

与框架眼镜比较,各类接触镜成像倍率明显减小,视野宽广,镜片较薄,视物更加清晰自然,优势较大。SCL推荐采用高透氧硅水凝胶镜片,短期更换与抛弃使用,非球面设计,以进一步降低缺氧反应,提升安全性能,提高视觉质量,并减少污染与沉淀。一些双焦或多焦设计的SCL能通过降低中周区远视性离焦效应起到减缓近视发展的作用,一些临床研究已经证实与单焦框架眼镜或单焦SCL比较,其降低近视度数增长的效果明显(图3-1),儿童期和孪生子的对比观察,差值最为显著。

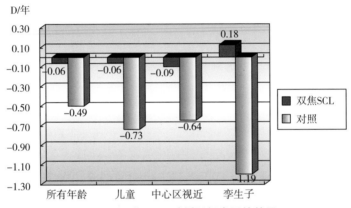

图3-1　双焦SCL减缓近视发展的效果

RGPCL的特点是明显提高视觉质量和功能,屈光度越高,矫正视力提高越显著,如≥10.00D、≥15.00D、≥20.00D的矫正视力达≥0.6的比率,RGPCL分别为93%、59%、42%,而框架眼镜为80%、36%、8%,其对比敏感度曲线也明显高于框架眼镜(图3-2)。另外可保持良好泪液循环,出现轻微角膜塑形效应,一定程度减缓近视发展,但风沙季节日间配戴不利于户外活动。

(三) 角膜塑形镜

角膜塑形镜的特点是提高整体视觉功能,角膜塑形效果明显,睡眠时间戴镜后,日间可降低部分屈光度,不同程度提高裸眼视力,而且控制近视发展效果显著。促进中周区视网膜近视性离焦是当前控制近视发展的研究焦点,能获得这一确切效应的最佳方法当属角膜塑形镜,另外角膜塑形镜可以明显减少调节滞后,提高调节灵敏度,其成像质量也好于RGPCL,临床上确实发现一些高度近视或高度散光,或有明显屈光参差的儿童病例已被诊断为弱视,框架眼镜矫正不足0.6,经遮盖和弱视训练后未见提高,使用RGPCL矫正可以提高至0.8,更换角膜

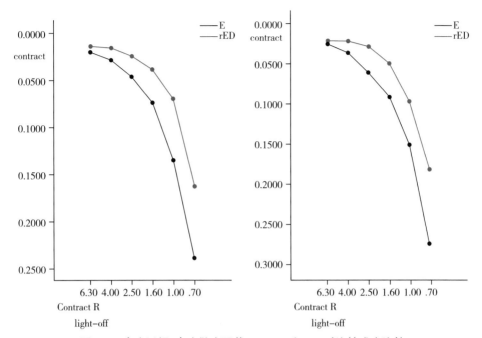

图 3-2　高度近视、高度散光配戴 RGPCL 和 SP 对比敏感度比较

塑形镜后可以迅速矫正至 1.0。同时发现一些高度近视病例配戴 RGPCL 后近视控制效果欠佳,更换角膜塑形镜后可获得稳定降度和控制近视发展的良好效果。但并不是所有高度近视均首选角膜塑形镜,还需根据是否伴高度散光,角膜 K 值高低,是否存在屈光参差,眼部其他条件以及验配和接受难易度等方面综合考虑,或试戴后观察配适和眼部反应,患者的自觉症状再行决定。确有一些病例初期选择角膜塑形镜,戴镜 1~2 周后,虽视觉效果满意,但存在反复角膜点染等不良反应,而且舒适度患者不满意,因此更换为 RGPCL。

三、验配角膜塑形镜的方式方法

(一)选择参考

需根据屈光度、角膜曲率、角膜散光、外眼形态、有无屈光参差、护理监控条件等建议采用不同配戴方式方法。

1. 近视度 <7.00D,FK 值 >42.50D,角膜散光 <1.50D,可采用普通球面设计,夜戴方法,观察一周若能获得良好配适、裸眼视力和塑形效果,则继续夜戴,若午后反弹较快,可配合低度框架眼镜以保持最佳视力。

2. 近视度 ≥7.00D,FK 值 ≤42.50D,1.50D ≤角膜散光 <2.00D,且散光范围集中在中央区,可采用普通球面或非球面多弧设计,日戴或弹性配戴方法,或原

为夜戴效果欠佳改为日戴。

3. 近视度≥7.00D,FK 值≤42.50D,2.00D≤角膜散光 <3.00D 且散光范围延伸至周边区,可采用环曲面特殊设计,日戴或弹性配戴方法,或原为夜戴效果欠佳改为日戴。

4. 存在屈光参差,或角膜散光≥3.00D,可考虑采用角膜塑形镜与 RGPCL 配合的日戴方法,或环曲面特殊设计镜片,日戴或弹性配戴方法。

(二)常见问题和处理方针

1. 问题点

(1)高降度设计的反转弧陡度大,与基弧反差大,因而镜片稳定性、中心定位性稍差,容易出现偏位,镜片黏附,针对不同个体对设计要求、加工精度要求高。

(2)降度效果因人而异,8.00D 以上的高度近视夜戴后很难获得较好的裸眼视力,而且日间视力波动较大。

(3)高降度设计镜片的中心光学区较小,容易出现眩光、虚影等视觉质量下降问题。

(4)若角膜弧度过平(<40.00D),眼轴原已超过 26.00mm,又有高度近视家族史的儿童少年高度近视患者,预期近视控制的效果较差。

(5)若角膜弧度过陡(FK>45.00D),验配高降度设计镜片容易出现偏紧、偏位、角膜染色等问题。

2. 处理方针

(1)为促进中心定位和稳定性,可以设计 2 个 AC 弧,2 个 RC 弧,增大镜片全直径。

(2)偏位不易克服的可适当降低降度值,或采用环曲面设计。

(3)因人而异采用夜戴、日戴或弹性配戴,某些 −6.00~−7.00D 的病例经夜戴后裸眼视力可达到 0.8~1.0,观察见眼表健康状态良好,可以继续夜戴,若视力波动较大可耐受日戴者最好日戴,不能耐受的可以日间配合框架眼镜,或根据生活、学习时间与习惯采用夜戴和日戴交替使用的所谓弹性配戴方法。

(4)中心定位好但偏紧配适,活动度欠佳,可以对平行弧或周边弧施行抛磨修改处理。

(5)需随时根据配适状态、角膜地形图改变和视力变化调整镜片设计。

四、针对高度散光的特殊设计与选择

(一)环曲面设计

角膜散光≥2.00D,且散光范围较大,伸展至周边区,首先推荐采用环曲面设计镜片,目的是促进镜片的中心定位,以获得较好的角膜塑形效果。环曲面可设计在反转弧和平行弧上,根据各例的具体需求进行综合考虑,大多是设计在镜片的平行弧上(图 3-3)。因角膜散光多为顺规散光,根据角膜地形图的形态可指定水平与垂直方向上平行弧部位的两个弧度,一般两弧之差为≥1.25D。设计合理,配适良好,可获良好的角膜塑形效应(图 3-4)。计算机软件程序自动处方系统亦可自动处方环曲面设计镜片。

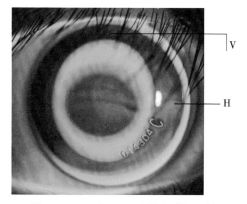

图 3-3　AC 弧 Toric 设计角膜塑形镜

(二)双轴设计

CRT 镜片尚有一种双轴(dual axis)设计,适宜于角膜散光延伸至角膜周边部,利用普通球面设计镜片不能获良好配适状态时,可尝试使用。当角膜散光主要位于中央区未波及周边部时,配戴 1 个 RZD(反转弧深度)和 LZA(定位弧角)设计 CRT 镜片仍可显示良好的中心定位和荧光显像,但地形图显示散光达角膜缘部

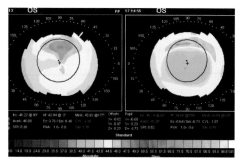

图 3-4　角膜散光与 Toric 设计镜片塑形效果

时,基本设计镜片则显示明显上方偏位,配适不良(图 3-5),更换 2 个 RZD 或 2 个 LZA 设计的双轴 CRT 镜片后,配适得到明显改善(图 3-6)。

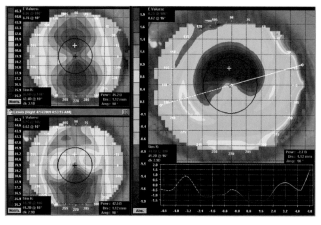

图 3-5　角膜延伸至边缘散光与普通 CRT 不良配适

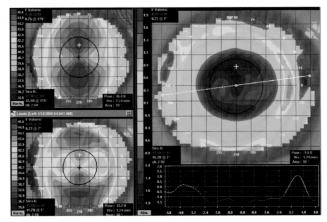

图 3-6　双轴设计 CRT 良好配适

（三）选择应用建议

角膜散光 1.00~1.50D,实际验配中可先行试戴球面设计或非球面设计角膜塑形镜,如能获得较好的配适可利用常规设计,稍有偏位可适当增大直径;如偏位明显则需要改换环曲面多弧或双轴设计;为加强治疗效果可以适当提高降度值;另外强调反复试戴、调整与修正处理。

如果散光 >1.50D,而且以散光为主,近视度低于散光度,或存在不规则散光,应首先选择 RGP 镜。

五、验配技术探讨

（一）试戴镜配备

1. 球面非球面设计试戴镜　为了提高验配成功率,利用试戴镜进行初步的试戴与配适评估,了解眼部有无不良反应以及评价降度效果等,十分必要。各厂商提供的试戴镜系列有所不同,除了降 2.00~4.00D 试片之外,最好能配备降 5.00D 和 6.00D 设计的套片,以尽量接近实际降度量,因我国 CFDA 规定最大降度设计不超过 6.00D,所以如无十分把握,最好控制在 6.00D 之内。超过 7.00D 的高度近视,可酌情修改镜片的屈光度,如降 6.00D 的试戴镜多用 +0.25~+0.75D,通过戴镜验光,可降至 0.00D,甚至负屈光度,若以日戴为主,戴镜视力应矫正至 1.0,以夜戴为主,可适当保留正度数。

2. 环曲面设计试戴镜　一些厂商不提供此类试戴镜,医师可根据角膜散光程度、范围、部位,经验性的自行设计环曲面参数。也有一些厂商提供一定量的试戴镜,如差值为 1.25D 或 1.50D 的平行弧环曲面设计套片。

CRT 的双轴设计除不同基弧（BC）之外一般可提供 2 个 RZD,以 BC8.30mm 为例,RZD 可配备 500/550,525/575,550/600,575/625,LZA 可配备 32/32,33/33,

34/34,或32/33,33/34,之后再根据试戴镜的配适情况加以调整。

（二）配适评估与调整

1. 中心定位　获得良好的中心定位至关重要,因反转弧陡度较大,同时受角膜大小和弧度变化、睑裂和睑压大小影响较大,比低度数设计的镜片定位和稳定性相对较难,有可能需要调换数次不同的试戴镜才能获得相对较好的中心定位。初次戴镜泪液不稳定时,镜片稍偏下方可以接受,偏上方时可先行考虑适当缩小BC弧和AC弧,为减少上睑的作用力促进镜片的中心定位,亦可考虑减少降度设计。镜片向鼻颞侧偏位,需要分析是角膜散光大、对称性差、配适偏松,还是眼睑挤压力的原因,可以考虑缩小BC弧和AC弧,或加大镜片直径,或加宽AC弧或增加第二个AC弧,通过增加表面接触面积增加表面张力。

角膜散光较大可考虑改换环曲面设计镜片,若已配戴环曲面镜片仍有明显偏位,则需要调整曲率差值、各弧和直径设计。

2. 荧光染色显像　良好的配适除了显示中心定位良好,适宜的活动度之外,荧光染色显像中央暗区近乎圆形,高降度镜片显示中央暗区稍小,为3~4mm,反转弧亮区较宽,显现各弧亮区与暗区360度环形均匀一致(图3-7)。

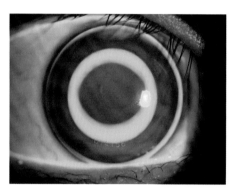

图3-7　高降度镜片配适（荧光染色显像）

（三）戴镜验光

试戴镜屈光度通常为+0.25D、+0.50D或+0.75D,达到1.0的矫正视力需要进一步进行追加矫正,特别是超过7.00D以日戴为主的高度近视,必须获得最佳矫正视力。戴镜后追加的度数一般不超过3.75D,不需要做顶点屈光度换算,若≥4.00D时要进行换算。例如:针对−7.75D/0.75D高度近视患者,戴降6.00D试戴片,确定配适良好后追加度数−1.00D,镜片原有度数+0.50D,经计算处方应为−0.50D;针对−10.50D/−1.50D高度近视、散光患者,戴降6.00D试戴片,确定配适良好后追加度数−3.50D,镜片原有度数+0.25D,经计算处方应为−3.25D。若追加度数超过4.00D,还应进行顶点换算。

（四）订镜与检测

订镜时需写明各项参数,BC计算标明之前需参考试戴镜的数值,D值或mm值,其直径,其次为AC的宽度,2个AC或2个RC弧则标明AC1/AC2,RC1/RC2,环曲面AC则为ACH/ACV,或TAC1/TAC2,屈光度,各弧直径和镜片全直径,颜色等要求。

正式戴镜前尚需检测/核实镜片参数,戴镜后确认视力、屈光度、曲率、配适状态、患者舒适度等。

六、临床效果

(一)高度近视

针对高度近视的角膜塑形术临床研究报告较少,香港理工大学的一篇文章指出,通过采取角膜塑形镜部分降低近视度,配合单焦框架眼镜矫正残余屈光不正的方法,即 HM-PRO(High myopia-partial reduction orthokeratology)研究设计,以观察戴镜 1 个月后近视度的改变,以及眼表健康状况,对照组为单纯配戴框架眼镜患者。HM-PRO 组(n=26)平均近视度 6.41D(5.00~8.00D),对照组(n=26)平均近视度 6.22D(6.00~8.00D),平均年龄均为 10 岁。1 个月后有 79% 成功配戴了角膜塑形镜,近视度平均降低 3.75D,轻度角膜染色由戴镜一夜的 30% 降至16%,另有 32% 发现角膜色素环,未见其他明显角结膜并发症。其后续的 2 年对照观察结果发表于另一篇文章,HM-PRO 组和对照组分别有 12 人和 16 人完成了 24 个月的最终观察,HM-PRO 组 2 年近视度平均增加 0.13D,而对照组为1.00D,眼轴长度增加 HM-PRO 组为(0.19 ± 0.21)mm,而对照组为 0.51 ± 0.32mm(P=0.005)。研究结果证实了这种方法可以有效减缓高度近视患者的近视增长,与普通框架眼镜相比,眼轴的增长可以减少 63%。

我中心已有部分高度近视长期配戴角膜塑形镜的青少年患者,汇总部分戴镜 5 年以上的观察数据可以提供一定参考。高度近视患者 30 例。其中,男 10例(20 眼);女 20 例(40 眼);平均年龄 14.68 ± 1.67 岁,平均球镜度 −7.34 ± 0.91D,平均散光度(CYL)−1.06 ± 0.62D;平均裸眼 LogMAR 视力 0.89 ± 0.29;平坦角膜曲率(平 K,Flat K)43.54 ± 1.16D;平均眼轴长度 26.38 ± 0.94mm。其中包括夜戴(overnight wear,OW)16 例,平均屈光度(−6.85 ± 0.48)D;日戴(Daily wear,DW)14 例,平均屈光度(−7.79 ± 0.99)D。观察发现患者在戴镜前与戴镜半年、1 年、2年的屈光度降低变化有明显差异性,余与戴镜前屈光度比较有轻度降低,未见统计学差异,OW 比 DW 的变化明显。戴镜 5 年各观察时间点的裸眼视力均显著高于配戴前(P=0.000),夜戴组戴镜前与 5 年后的裸眼 LogMAR 视力为 0.89 ± 0.26和 0.32 ± 0.07,日戴组则分别为 0.91 ± 0.33 和 0.65 ± 0.26。眼轴的增长,DW5 年的变化量为 0.95mm,平均每年增长 0.19mm,而 OW 则分别为 0.29mm 和 0.06mm,减缓效果明显优于 DW。

(二)高度散光

国外一项研究曾利用 Toric 设计角膜塑形镜对 >1.25D 散光的近视散光患者进行夜戴治疗,至少戴镜 1 个月以上裸眼视力可达 1.0 并稳定后,可见近视度降低平均 −2.05 ± 1.46D,变化量 10.60%(Z=−4.805;P<0.001),散光度降低平

均 –1.80 ± 1.06D，变化量 85%（Z=–4.945；P<0.001），而且近视和散光的变化与角膜地形图显示的改变密切相关。结论指出 Toric 设计角膜塑形镜矫正治疗散光有很好的发展前景。

另一项研究也利用 Toric 角膜塑形镜矫正 6~12 岁儿童近视（0.50~5.00D）和中高度散光（1.25~3.50D，轴位 180° ± 20°），右眼或散光度较高眼的数据纳入观察结果。其选择使用的第一副镜片的成功率为 95%，仅有 2 人因一夜配戴后出现镜片偏位而重新验配，并于第 2 副获得成功。1 个月戴镜后，近视度和散光度均明显降低，分别由 –2.53 ± 1.31D 降至 0.41 ± 0.43D 和 1.91 ± 0.64D 降至 0.40 ± 0.39D（paired t-tests，p<0.02），裸眼视力提高至 0.11 ± 0.13（logMAR）。戴镜期间未发现镜片黏附、角膜染色等明显不良反应。表明了 Toric 设计角膜塑形镜初次配戴的成功率高，可有效矫正伴有中高度散光的近视患者，从而获得近视和散光的控制效果。

我中心设计的一项临床研究，根据角膜散光程度，镜片设计以及配适状态分为 3 组进行戴镜前后对照观察。A 组 30 眼，低度角膜散光（近视度 –4.19 ± 1.32D，角膜散光度 0.71 ± 0.39D）戴常规球面设计角膜塑形镜，复诊观察获良好配适状态；B 组 30 眼，低度角膜散光（近视度 –4.44 ± 1.41D，角膜散光度 1.04 ± 0.39D）戴常规球面设计角膜塑形镜，复诊观察配适状态不良，有明显偏位；C 组 31 眼，中高度角膜散光（近视度 –4.24 ± 1.60D，角膜散光度 2.13 ± 0.77D）戴 Toric 设计角膜塑形镜，复诊观察配适状态尚好。各组平均戴镜 4~5 个月后角膜地形图数据显示，角膜散光 A 组降低 0.102 ± 0.380D（p=0.151），B 组增加 3.191 ± 1.718D（P=0.000），C 组：降低 0.692 ± 0.849D（p=0.000）。角膜地形图傅立叶转换分析，3mm 区域角膜球镜度值，A 组和 C 组分别降低 3.230D 和 3.177D，而 B 组仅降低 0.727D。规则性散光、非对称性和高阶性散光的改变，A 组最少，C 组次之，B 组最多，三组非对称性散光增加分别为 –0.393 ± 0.329D，–4.05 ± 2.084D，和 –0.494 ± 0.522D，P 均为 0.000；三组高阶性散光增加分别为 –0.011 ± 0.055（P=0.270），–0.635 ± 0.441（P=0.000）和 –0.055 ± 0.082（P=0.001）。本研究还采用 pentacam 三维眼前节分析系统，对戴镜前后的角膜像差进行了分析对比，戴镜后三组总体像差和总高阶像差以 B 组增高最明显，三组彗差和后表面球差戴镜后无明显变化。考虑由于角膜塑形镜的作用使角膜形态产生非生理性的变化，中央基弧区变平坦，相应反转弧区的屈光力增加，改变了角膜的像差成分，导致像差增加。另外所有夜戴角膜塑形镜病例戴镜视力均可达 1.0~1.5。摘镜后裸眼视力，A 组中 36.7% 达 1.2，50.0% 达 1.0，均无明显视觉症状；B 组中，仅 36.7% 达 1.0，47% 有虚影、重影、眩光等视觉干扰症状；C 组中 9.7% 达 1.2，51.6% 达 1.0，16% 有视觉干扰症状。研究指出即使是中低度散光，在角膜塑形过程中亦有部分不能达到理想的配适状态和塑形效果，甚至出现带入性散光，其影响因素主要有:①镜片本身的设计及压力和重力变化;(2)角膜地形图显示角膜形态的非对称、非规则性、角膜曲率中心区与周边区偏离度高,以及角膜散光范围较大,位置偏周边;(3)配戴者的睑裂小,眼睑紧,睑压强,睡眠姿势不良,镜片护理不当清洁不彻底,使用周期过长,镜片磨损污染及沉淀物黏附严重;(4)慢性结膜炎、过敏性结膜炎等。这些因素都会影响戴镜后镜片的定位和活动。可考虑从以下方面解决中低度角膜散光配适不良的问题:①改良镜片设计,修正球面、非球面镜片弧度设计,增大或减小镜片直径,增加弧面,或适当抛磨处理,也可综合判断采用 Toric 设计、Dual axial 等特殊设计;(2)纠正不良睡眠姿势,提高配戴者依从性,规范护理镜片并及时更换镜片。针对不能改善者应建议放弃配戴。同时指出针对中高度角膜散光眼和角膜形态,Toric 设计镜片的优势在于根据角膜中周区的曲率差异,在角膜强弱主经线方向上将平行弧或平行弧与反转弧设计成与中周区角膜形态接近的两个弧度,增强镜片的附着张力,以提高镜片在角膜的中心定位,使角膜形态产生更科学合理的变化,另外 Toric 面也可以同时设计在中心治疗区,以解决残余散光的问题。我们的观察结果表明 Toric 设计镜片可有效改善中高度角膜散光眼的配适,提高降低近视与散光度的角膜塑形效果,提高视觉质量,降低角膜散光及摘镜后出现的视觉不适症状,戴镜前后的角膜地形图可清晰的反映出 Toric 设计镜片对角膜散光度有不同程度的降低,并促进角膜的规则性。

统计我中心近期验配角膜塑形镜的 300 余例中,采用环曲面设计的约占58%,其中角膜散光 >1.50D 的约为 91%。

七、临床病例介绍

重点结合实际验配中的各种问题,利用一系列病例进行讨论,以提供专业技术人员进行参考。以下病例所示初诊检查参数均以裸眼视力 / 近视度 / 散光度 / 矫正视力 / 角膜 K 值 / 眼轴长度表示,普通处方参数均以参考基弧 / 屈光度 / 试戴片度数 / 全直径 / 戴镜视力表示。

(一)角膜 K 值于正常范围(41.50D<K≤45.00D)

高度近视,低、中度散光,角膜 K 值于正常范围(41.50D<K≤45.00D),眼轴 <27.00mm,球面、非球面设计角膜塑形镜,夜戴后可获稳定良好裸眼视力

病例 1. LZM,M,14,No.2847,双眼高度近视,低中度散光

(R)0.15/−5.75D/−1.50D/1.0/42.78/44.71D/26.16mm,

(L)0.10/−6.00D/−1.25D/1.0/42.56/43.95/26.00mm。角膜中心厚度

(R)521μm,(L)515μm。

球面角膜塑形镜处方(R)42.25D/−5.75D/+0.50D/10.60mm/1.2,

(L)42.00D/−6.00D/+0.50D/10.60mm/1.2,过夜戴镜 1 周后,裸眼视力(UVA)

1.0,0.8,双眼1.0。戴镜3个月后裸眼视力1.0,1.0,双眼1.2,之后每年更换镜片,始终保持全天UVA1.0~1.2。78个月后UVA1.0,1.0,眼轴长度26.34mm和26.49mm,角膜中心厚度(R)510μm,(L)504μm。更换处方(R)42.25D/−6.00D/+0.50D/10.60mm/1.2,

(L)42.00D/−6.00D/+0.50D/10.60mm/1.2,角膜地形图显示长期角膜塑形效果良好、稳定(图3-8)。

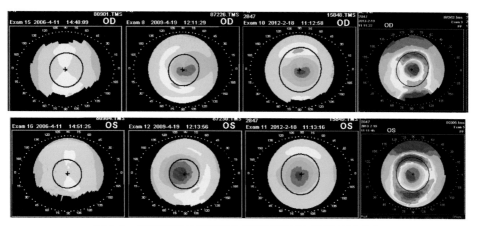

图3-8　高度近视长期配戴角膜塑形镜后角膜地形图改变

病例2. ZCH,F,11,No.4218,双眼高度近视

(R)0.15/−7.25D/1.0/42.75/43.25D/26.00mm,

(L)0.15/−7.25D/1.0/42.50/43.50D/25.69mm。

双眼设计降度−5.75D,镜片屈光度0.00D,直径10.6mm,戴镜视力均1.2。过夜戴镜1天,裸眼视力0.5,0.5,双眼0.6。戴镜1周0.6,0.6,双眼0.8。1~2~4~7月0.8[+],0.8,PM5:00 0.5+,0.5+,双眼0.6,配戴低度框架眼镜。一年后镜片处方不变,角膜地形图显示角膜塑形效果良好(图3-9)。

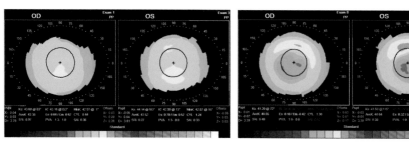

戴镜前　　　　　　　　　　　　　　　　　　戴镜1周后

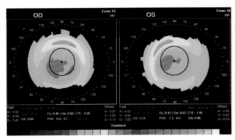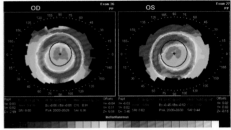

戴镜 7 个月后　　　　　　　　　　戴镜 12 个月后

图 3-9　高度近视配戴普通角膜塑形镜前后角膜地形图

（二）角膜 K 值高于正常范围（FK>45.00D），眼轴 <27.00mm

1. 角膜 K 值较高,不易中心定位,且易黏附,建议适当降低矢高,减少降度值。

病例 3　CSY,F,11,No.4366,双眼高度近视,K 值较高

（R）0.2/−6.75D/−1.00D/1.0/45.50/46.75D/24.89mm,

（L）0.2/−6.50D/−1.00D/1.0/45.25/46.50D/24.97mm。

球面设计角膜塑形镜,（R）44.75D/−5.75D/+0.75D/10.6/1.2,

（L）44.50D/−5.50D/+0.75D/10.6/1.2。UVA 戴镜 1 天 0.5,0.5,双眼 0.6,配适良好。戴镜 1 周 1.0,0.8^{+2},配适良好。戴镜 1.5 个月 1.0,0.8,配适良好(图 3-10)。

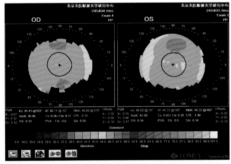

戴镜前　　　　　　　　　　戴镜 1 周后

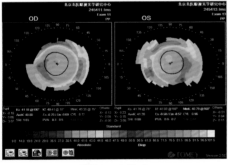

戴镜 1.5 个月后

图 3-10　高度近视配戴角膜塑形镜后角膜地形图改变

36

6~12~24 个月后 UVA0.8~1.0,对塑形效果满意。图 3-11 为戴镜 2 年后与戴镜前的差异图。

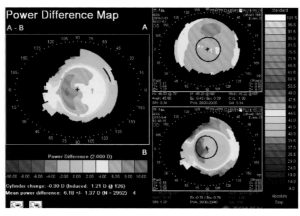

图 3-11　戴镜 2 年后与戴镜前的差异图(与上图同例)

2. 若 K 值过高,反弹较快,午后配合低度眼镜

病例 4. SYX,F,9,No.4448,双眼高度近视,K 值过陡

(R)0.15/−5.75D/−0.50D/1.0/47.00/47.75D/24.42mm

(L)0.15/−6.25D/−0.50D/1.0/46.50/47.75D/24.64mm

配戴球面设计角膜塑形镜(R)45.00D/−5.00D/+0.75D/10.6mm/1.0,镜上电脑验光 +1.50D/−0.75D,(L)44.50D/−5.00D/+0.75D/10.6mm/1.0/,镜上电脑验光 +1.25D/−0.75D/。戴镜 1 天后裸眼视力 0.4,0.4,双眼 0.5。2 天后 0.6,0.6,双眼 0.8。9 天后 1.2,1.2。2 个月后上午 1.2,1.2,下午 0.6,0.6,双眼 0.8,必要时配戴低度框架眼镜(图 3-12)。本例角膜 K 值过陡,容易出现镜片黏附,角膜上皮损伤,因此有必要适当调整基弧和矢高设计,以保持镜片适宜的活动度、中心定位,减少隐患。2 年后眼轴长度 24.50mm 和 24.72mm。

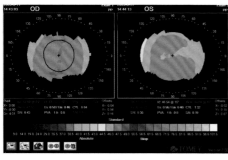

戴镜前

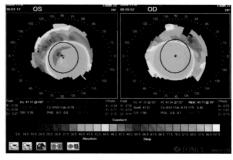

戴镜 9 天后

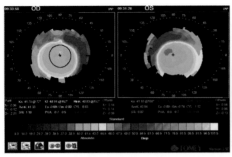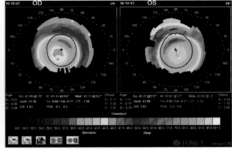

戴镜 2 个月后（上午）　　　　　　戴镜 2 个月后（下午）

图 3-12　高度近视配戴角膜塑形镜后角膜地形图改变（K 值过陡）

（三）角膜 K 值低于正常范围（FK≤41.50D），眼轴≥27.00mm

1. 采用夜戴方式戴镜，降度量较少，因残余度数日间需配合低度眼镜

病例 5. LY，F，14，No.3729，双眼高度近视，K 值低平

（R）0.15/−6.75D/−0.75D/1.0/41.36/42.29D/27.03mm

（L）0.10/−7.00D/−0.75D/1.0/41.46/42.67D/27.05mm

配戴球面设计角膜塑形镜（R）41.50D/−6.00D/+0.25D/10.6mm/1.0，

（L）41.50D/−6.00D/+0.00D/10.6mm/1.0，戴镜 1 个月后 UVA0.3，0.3，双眼 0.4。

6 个月后 0.6，0.5，双眼 0.6。戴镜 3 年期间维持在 0.5~0.6，日间需要 −1.25D 低度框架眼镜，眼轴长度 27.26mm 和 27.39mm（图 3-13）。

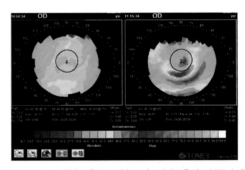

图 3-13　配戴角膜塑形镜 2 年后角膜地形图改变

2. 弹性配戴

病例 6. WZQ，F，10，No.3980，双眼高度近视，K 值低平

（R）0.10/−7.00D/−0.50D/1.0/40.75/41.75D/27.06mm

（L）0.10/−7.00D/−0.50D/1.0/40.50/41.50D/27.01mm

配戴球面设计角膜塑形镜（R）40.50D/−6.00D/+0.25D/10.6mm/1.0，

（L）40.25D/−6.00D/+0.25D/10.6mm/1.0。每周 4~5 天日间戴镜，保持课业时

间的良好配适和戴镜视力（1.0，1.2），2~3 天夜戴镜，之后 UVA0.5~0.6，12 个月后眼轴长度 27.12mm 和 27.06mm。

（四）高度近视，中、高度散光（6.00D≤近视度 <9.00D，散光度 >1.50D）

1. 角膜 K 值于正常范围（41.50<D<45.00），散光位于中心区，球面、非球面设计角膜塑形镜，夜戴后可获稳定良好裸眼视力

病例 7. LZZ，M，11，No.4534，双眼高度近视高度散光

（R）0.1/–6.00D/–2.25D/1.0/42.75/45.25D/26.75mm，

（L）0.1/–6.00D/–2.00D/1.0/42.50/44.50D/26.83mm。

双眼常规设计降度 –5.50D，直径 10.6mm，戴镜视力双眼均 1.2。戴镜 1 天后 UVA0.4，0.4，配适良好。戴镜 10 天后 0.8+，0.8，配适良好。戴镜 1 个月后 1.0，1.0，配适良好。戴镜 3 年期间保持在 0.6~1.0，家长对治疗效果满意（图 3-14）。

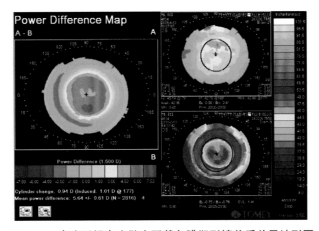

图 3-14　高度近视高度散光配戴角膜塑形镜前后差异地形图

2. 球面、非球面设计角膜塑形镜，夜戴后可获良好裸眼视力，但反弹较快，午后需低度眼镜配合

病例 8. LSY，F，8，NO.4233，双眼高度近视，右眼高度散光

（R）0.1/-6.75/-2.00/1.0/43.75/45.75D/24.82mm，

（L）0.1/-7.50/-1.00/1.0/44.75/46.00D/24.51mm。

设计降度右眼 43.00/–6.00D，左眼 44.00/–6.50D，双眼戴镜视力 1.2。过夜戴镜 1 天 0.3，0.2，中心定位好，活动度适宜。戴镜 1 周 0.8，1.0⁻，配适良好。戴镜 1~2~6 月 1.0，0.8，配适良好，午后视力不足 0.6 时配合低度框架眼镜。本例角膜曲率较陡，治疗效果较好，虽右眼角膜散光较大，但能获得较好的中心定位，患者家长和医师均对治疗效果满意。

3. 角膜 K 值于正常范围（41.50<D≤45.00），散光≥2.00D，分布延伸于边缘

区,采用平行弧环曲面设计镜片

病例 9. ZLT,10,F,No.6063,双眼高度近视、高度散光

(R)0.1/−8.00D/−2.00D/1.0/43.95/45.95D/26.28mm,

(L)0.1/−8.25D/−2.50D/1.0/44.06/46.49D/26.53mm。

既往曾在其他验配中心配戴球面设计角膜塑形镜,因镜片偏位,视力不佳而失败。采用 AC 弧环曲面设计降度 6.25D 和 6.50D 5 弧设计,直径 11.0mm 夜戴镜片,观察中心定位和活动度尚好,1 周后 UVA0.5,0.5。2 周后 1.0,1.0。1 个月~1 年 UVA 稳定在 0.8~1.0。患者及家长满意治疗效果。图 3-15、3-16 示戴镜前后的角膜地形图改变。

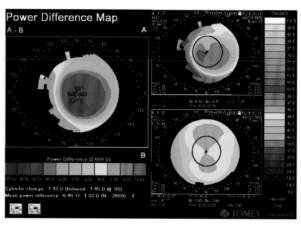

图 3-15　高度近视高度散光配戴环曲面设计角膜塑形镜后差异地形图

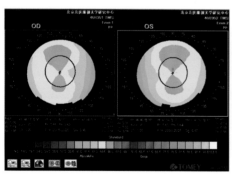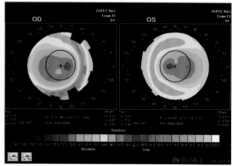

图 3-16　戴镜一年后的角膜地形图改变(与上图同例)

(五) 超高度近视(近视度≥9.00D)

1. 夜戴为主或弹性配戴

病例 10. YKZ,M,15,No.4109,双眼高度近视、散光

（R）0.06/-9.75/-0.75/1.0/42.24/43.77D/27.18mm，

（L）0.06/-9.50/-1.00/1.0/42.29/43.83D/27.39mm。

设计　双眼设计降度 –6.25D，光学区直径 6.2mm，屈光度 –1.50D，全直径 10.8mm，戴镜视力 1.0,1.0。过夜戴镜为主，需要时短暂日戴，戴镜 3 年期间 UVA0.25~0.4，戴镜视力 1.0~1.2，中心定位可，活动度尚好。18 个月后重新处方（R）42.00D/–6.25D/–1.00D/10.80mm/1.0，

（L）42.00D/–6.25D/–1.00D/10.80mm/1.0。戴镜 1 年后屈光度

（R）–6.25D/–1.25D，L–6.50D/–1.50D，3 年后屈光度（R）–5.25D/–1.25D，（L）–5.00D/–1.50D，3 年 5 个月后眼轴长度 27.78mm 和 27.89mm。图 3-17 示戴镜前与戴镜后 2 年的差异地形图。

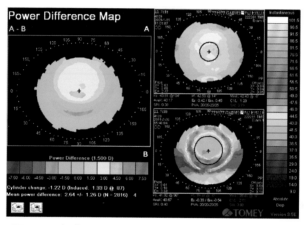

图 3-17　超高度近视戴镜前与戴镜 2 年后的差异地形图

2. 日戴为主或弹性配戴

病例 11. TXP，F，12，No.6186，双眼超高度近视，左眼高度散光

（R）0.08/–12.75D/–1.00D/0.8/44.18/45.12D/26.07mm，

（L）0.08/–13.00D/–2.00D/0.8/44.18/46.30D/26.21mm。

采用日戴方式，镜片降度值仍控制在 6.00D，前表面增加负屈光度，非球面设计角膜塑形镜（R）43.75D/–6.00D/–5.00D/10.50mm/1.0，

（L）44.00D/–6.00D/–5.50D/10.50mm/1.0。

11 个月后眼轴长度 26.38mm 和 26.51mm，更换处方

（R）43.50D/–6.00D/–4.50D/10.50mm/1.0，

（L）43.75D/–6.00D/–5.00D/10.50mm/1.0。

（六）屈光参差

1. 高度近视性屈光参差

病例 12. ZYJ,M,6.5,No.4418

R 超高度近视,屈光参差,角膜 K 值低平,RGPCL 与 Ortho-K CL 配合日戴

(R)0.06/-10.25D/-1.50D/0.6/39.75/41.50D/28.95mm

(L)0.4/-1.00D/-1.50D/0.8/39.00/40.50D/25.36mm

镜片设计:右眼球面塑形镜 39.75D/6.00D/-1.50/10.6/1.0,左眼非球面设计 RGP 镜 8.60mm/-1.50D/9.6mm/1.0,采用日戴方式,配适较好,舒适度较好,戴镜 1 周 ~1 个月 ~2.5 个月双眼矫正视力保持 1.0。图 3-18 为双眼戴镜前后的角膜地形图。

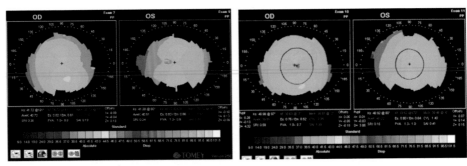

图 3-18　高度近视,屈光参差配戴角膜塑形镜和 RGP 镜前后的角膜地形图

2. 高度近视、高度散光性屈光参差、弱视

病例 13. YJY,F,5,No.6097

R 高度近视、高度散光,L 低度近视,屈光参差,弱视

(R)0.1/-6.75D/-2.50D/0.4/42.50/43.25D/24.92mm

(L)0.4/-2.25D/0/0.8/42.75/43.50D/23.29mm

镜片设计(R)42.00/-6.00D/+0.75D/10.6/0.6

(L)42.50/-2.00D/+0.75D/10.6/1.0,采用日戴方式,配适较好

每日 8 小时戴镜,1 个月后矫正视力 R1.0,L1.2。4 个月后保持良好视力,摘镜后验光(R)-2.25D/-1.00D,(L)-0.25D。1 年后改为夜戴,UVA AM R0.6~0.8,L1.0

PMR0.5,配合低度眼镜(-1.25D=1.0),L1.0。图 3-19 显示戴镜前后角膜地形图改变。

3. 高度散光性屈光参差　一眼高度近视,另眼高度散光,角膜 K 值低平,日戴方式。

病例 14. XBZ,F,11,No.2883

R 高度近视,L 高度散光,屈光参差,角膜 K 值较平

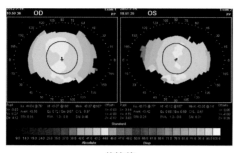
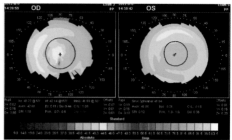

戴镜前　　　　　　　　　　　　　日戴

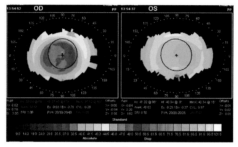

夜戴

图 3-19　高度近视,屈光参差戴镜前后角膜地形图

（R）0.2/−7.50D/−1.00D/0.8/41.00/42.50D/27.79mm

（L）0.3/−3.25D/−3.00D/0.8/40.00/43.25D/25.86mm

设计 R 39.75/-5.50/-1.00/10.4/1.2,L 试戴球面设计镜片,明显偏位,配戴环曲面设计镜片后配适明显改善(图 3-20),L 39.75/-4.00/-0.50/ 环曲面 AC/10.4/1.2

持续 3 年日戴角膜塑形镜,双眼视力保持在 1.2,配适良好,患者无不适症状。

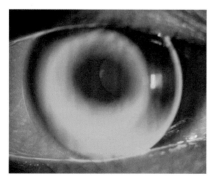
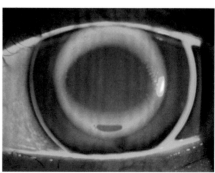

球面设计镜片　　　　　　　　　　Toric 设计镜片

图 3-20　高度角膜散光(3.50D)配戴不同设计镜片的配适

（谢培英）

参 考 文 献

1. Huang S, Zheng Y, Foster PJ, et al, Liwan Eye Study. Prevalence and causes of visual impairment in Chinese adults in urban southern China. Arch Ophthalmol, 2009, 127: 1362-1367

2. Pan CW, Ramamurthy D, Saw SM. Worldwide prevalence and risk factors for myopia. Ophthalmic Physiol Opt, 2012, 32: 3-16

3. Pan CW, Ramamurthy D, Saw SM. Worldwide prevalence and risk factors for myopia. Ophthalmic Physiol Opt, 2012, 32: 3-16

4. FitzGerald DE, Chung I, Krumholtz I. An analysis of high myopia in a pediatric population less than 10 years of age. Optometry, 2005, 76: 102-114

5. Jing Sun, Jibo Zhou, Peiquan Zhao, et al. High Prevalence of Myopia and High Myopia in 5060 Chinese University Students in Shanghai, Invest Ophthalmol Vis Sci, 2012, 53: 7504-7509

6. Jessie Charm, Pauline Cho. High myopia-partial reduction orthokeratology (HM-PRO): Study design. Contact Lens & Anterior Eye. 2013, 36 (4): 164-170

7. Chen C. C, Cheung S. W, Cho P. Toric orthokeratology for highly astigmaticchildren. Optometry & Vision Science, 2012, 89: 849-855

8. 杨丽娜, 周建兰, 谢培英. Toric 设计角膜塑形镜与视觉质量. 中华眼视光与视觉科学杂志, 2013, 15 (2): 79-83

9. 郭曦, 杨丽娜, 谢培英. 角膜塑形镜治疗青少年近视的远期效果. 眼科, 2012, 21 (6): 361-366, 371-374

10. Pauné J, Cardona G, Quevedo L. Toric double tear reservoir contact lens in orthokeratology for astigmatism. Eye & Contact Lens: Science & Clinical Practice, 2012, 38: 245-251

11. 周建兰, 谢培英, 王丹, 等. 青少年高度近视患者长期配戴角膜塑形镜的效果观察. 中华眼科杂志 2015, 51 (7): 515-519

12. 谢培英. 角膜塑形术治疗高度近视、散光值得关注. 中华眼科杂志, 2015, 51 (1): 8-10

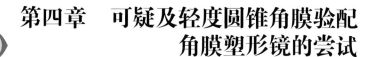

第四章　可疑及轻度圆锥角膜验配角膜塑形镜的尝试

圆锥角膜是一种单眼或双眼先后累及发病的非炎症性、进展性、原发性的角膜变性疾患,属于常染色体隐性遗传疾病,一般多见于 15~25 岁青少年患者,临床表现为角膜失去正常形态,角膜扩张,角膜局部凸出、变薄呈圆锥形并产生高度不规则散光。发病率为 50/100 000~230/100 000。

圆锥角膜确切发病机制尚未完全阐明。从目前研究治疗进展中,角膜交联针对于角膜胶原蛋白病变成为讨论热点之一。锥体病变处角膜基质层的胶原蛋白 13,15,18 型均异常。关于发病机制还有上皮学说、基因学说、代谢和发育障碍学说以及角膜基质细胞学说。

中、重度圆锥角膜的临床表现十分典型,而早期或亚临床期圆锥角膜一般仅表现为近视、散光及局部轻度前凸,角膜厚度正常且不具有典型临床特征,治疗尚能以框架或角膜接触镜矫正;晚期出现急性角膜水肿,形成瘢痕,视力显著减退。随着角膜变形程度的加剧,患者经常抱怨视力矫正不理想,视觉质量差,表现为重影、视物变形等。

临床期及亚临床期圆锥角膜参照 Rabinowitz 诊断标准。临床期圆锥角膜:有近视、散光病史;视力下降;矫正视力 <5.0;裂隙灯检查中以下体征至少 1 项阳性:角膜基质变薄、锥状向前膨隆、Fleischer 环、Vogt 线、上皮或上皮下瘢痕。角膜地形图检查示角膜前表面中央屈光度 >47.00D;角膜中心下方 3mm 处与上方 3mm 处屈光度差值 >3.00D;双眼角膜中央前表面屈光度差值 >1.00D。亚临床期圆锥角膜:不满足临床期圆锥角膜诊断标准但符合以下标准:角膜中央的屈光度 >46.50D;下方与上方 3mm 角膜屈光度差值 >1.26D;同一患者双眼角膜屈光度差值 >0.92D。

目前,计算机辅助的角膜地形图检测系统仍然是目前临床常用的诊断方法。三维眼前节分析系统、共焦显微镜、眼反应分析仪、OCT 等也纷纷加入筛查及诊断检查。

圆锥角膜的治疗,依据病变的程度可以采取框架眼镜、软性接触镜、硬性透气性接触镜(rigid gas permeable contact lens,RGPCL),包括非球面或多弧设计 RGPCL、piggyback 镜片、角膜塑形镜等,角膜基质环植入术、角膜交联疗法、角膜移植术等。采用合理有效的治疗措施能达到良好地控制锥体凸起加重的作用。

一、圆锥角膜常见的矫治方法

1. 框架眼镜及接触镜 圆锥角膜早期,单纯框架眼镜矫正仍可能获得较好的矫正效果。随着病情进展,角膜不规则散光逐渐增加,此时硬性接触镜能获得较好的视力矫正及视觉质量改善。有报道称在所有圆锥角膜的治疗方法中接触镜占据 90% 的治疗比例。根据锥体凸起程度及范围,运用不同类型的接触镜。早期或亚临床期圆锥角膜因主要表现近视度变化,散光变异尚不明显,因此我们可以通过 RGPCL,或角膜塑形镜能取得较好的矫治效果。中晚期圆锥角膜因角膜病变及不规则散光的增加,运用特殊圆锥类型设计的 RGPCL 或软硬结合配戴的 Piggyback Lens。

2. 角膜基质环植入术 角膜基质环植入术在一定程度上可降低圆锥角膜的凸起程度。后期视力矫正可以结合配戴接触镜。术式操作的精细程度逐步提高,现飞秒激光制作隧道术式得到良好的应用,也降低了术后并发症的发生。然而,角膜基质环植入术适用于早中期圆锥角膜,对于重度患者则无法实施。

3. 角膜胶原交联术 角膜胶原交联术是通过紫外线 A 和核黄素联合作用来增加角膜胶原之间的交联,从而增强角膜的生物力学强度,阻止圆锥角膜病变的发展。对于早中期圆锥角膜的患者,运用角膜胶原交联术或配合其他屈光手术(准分子激光、眼内屈光手术等)来提高患者视觉质量。但对于手术安全性仍是目前临床医师关心的内容,包括角膜内皮细胞是否有损伤、眼内结构有无变化、角膜透明性的影响等。并且角膜胶原交联术对于后圆锥角膜突起的有效性也待进一步研究。

4. 角膜移植手术 圆锥角膜常用的角膜移植手术包括穿透性角膜移植术和深板层角膜移植术。常见手术并发症主要还是在于术后移植片存活及免疫排斥、术后散光、缝线处瘢痕或复发性等问题。但随着近年来显微板层角膜刀和飞秒激光的应用,大大降低了术后如散光等并发症的发生率。

5. 角膜塑形术 我们通过临床实践发现,一些亚临床或早期病例主要表现为近视度增长较快,框架矫正视力能达到或接近于正常视力,角膜未见明显病理性的圆锥改变,因此,我们对于亚临床或早期圆锥角膜患者尝试配戴了个体化定制的角膜塑形镜,可以在降低屈光度、控制病变发展方面有良好的临床效果。戴镜后定期严密复查,若在复查中发现角膜矫形异常,有不良变形等可及时更换成圆锥设计的 RGPCL。

二、个体化定制的角膜塑形镜的镜片选择、应用

1. 角膜塑形镜的临床运用 亚临床或早期圆锥角膜患者采用个体化定制的角膜塑形镜对角膜形态进行矫形,镜片反转弧区比基弧区陡峭,产生垂直于角

膜的负压外向合力,反转弧空隙收纳中心区排移的角膜组织,达到降低屈光度并控制锥体前凸的作用。

2. 个体化定制角膜塑形镜的验配方法　配镜前我们需要对患者的角膜情况有一个全面了解。其中包括角膜地形图、角膜内皮细胞计数、光学生物测量、Pentacam 三维眼前节分析、泪液测定等,对患者圆锥角膜病变程度进行定性分级。参考角膜地形图及主客观验光情况选择试戴镜片参数,在试戴稳定后根据荧光素染色进行配适评估并进行片上追加验光,使追加矫正达到最佳视力状态。在患者充分了解矫治目的、原理及相关情况后签署知情同意书和订片。患者取镜后需规范戴镜培训并做到严格的定期复查,密切监控患者戴镜及角膜状况。

3. 配戴常见问题及解析

(1)镜片偏位:早期及疑似圆锥角膜从地形图判读常伴随角膜大散光,对于普通球面设计镜片出现的偏位、配适不良、角膜不良变形等,戴镜配适评估如正常,可通过增大定位弧宽度以增加镜片直径适当修正;若配适评估偏位明显,可考虑更换成 Toric 设计;由于角膜形态的不规则性,考虑夜戴眼睑压、睡觉姿势等因素,若 Toric 设计夜戴摘镜观察地形图偏位明显,也可考虑采用日戴的配戴方式。

(2)镜片黏附:由于早期及疑似圆锥角膜形态的不规则性,在配戴初期及长期配戴过程中戴镜易出现晨起镜片黏附,主要考虑以下几点:①初期塑形,角膜形态的不规则性,夜戴受睑压的影响,镜下泪液挤压力不均匀等造成,尤其在初戴 1 天~1 周,摘镜后角膜地形图观察可出现假性"中央岛"的表现,然而戴镜评估各弧区配适状态可,建议继续戴镜密切观察;②配戴环境、季节更替、结膜炎性反应、镜片护理及个人卫生等因素影响,导致镜下蛋白沉淀过多造成,需根据可能原因进行相应处理,例如加强镜片清洁护理,适当配合抗生素、人工泪液或非甾体消炎药等处理;③长期配戴过程中,由于镜片的变形、磨损等因素造成,则需要根据戴镜配适评估情况适时更换镜片。

(3)重影、眩光:戴镜初期出现的视觉质量干扰,主要还是由于镜片定位及塑形效力的维持情况而影响,因镜片偏位造成的重影、眩光等需要及时调整镜片定位,方法同镜片偏位处理或加大镜片光学区直径。

4. 验配实例

(1)LXZ F 7y No.6926 双眼可疑圆锥角膜,FK 值 >47.00D,2013 年 8 月 18 日因双眼视力不佳来就诊,患者基本情况:

R 0.5×(1.0×−1.25D)　FK48.16D SK49.58D,眼轴 21.81mm,最薄点角膜厚度 505μm

L 0.5×(1.0×−1.00D)　FK47.97D SK49.15D,眼轴 21.99mm,最薄点角膜厚度 516μm

镜片试戴参数:R 46.00/−2.00/+0.75/10.6,L 45.50/−2.00/+0.75/10.6,双眼试戴40~60分钟后荧光素染色在裂隙灯下评估戴镜配适及镜片活动状态可,双眼戴镜分别追加 +3.00DS,VA=1.0。订镜参数:R 46.00/-1.50/+0.75/10.6;L 45.75/−1.50/+0.75/10.6。采用夜戴方式,戴镜一晚R1.0,L0.8;戴镜一周R1.0,L1.0;戴镜1个月 R1.2,L1.0,以下是患者戴镜前后角膜地形图的变化(图 4-1、4-2)

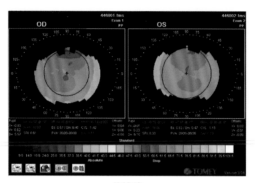

戴镜前

图 4-1　双眼可疑圆锥角膜戴镜前地形

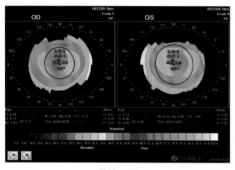

戴镜1天

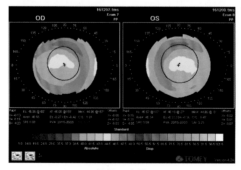

戴镜1周

戴镜1个月

图 4-2　戴镜后角膜地形图变化(与上图同例)

（2）WLZ M 11y No.6686 双眼圆锥角膜（右眼可疑，左眼早期），2013 年 6 月 2 日因双眼视远不清来我中心就诊，患者基本情况：

R 0.3×（1.0×–5.50DS/–1.50DC×180）　FK44.47D SK47.84D，眼轴 24.67mm，最薄点角膜厚度 556μm

L 0.3×（1.0×–3.75DS/–1.50DC×180）　FK44.94D SK51.32D，眼轴 24.13mm，最薄点角膜厚度 568μm

镜片试戴参数：R 44.50/–5.00/+0.75/10.6，L 45.00/–4.00/+0.75/10.6，双眼试戴 40~60 分钟后荧光素染色在裂隙灯下评估镜片配适及活动状态可，考虑双眼角膜地形图显示的形态及戴镜后镜片的定位矫形等问题，因此，最后双眼镜片采用 Toric 设计：R 44.50/–5.00/+0.75/10.6，$AC_1$44.25D $AC_2$46.25D；L 44.75/–4.00/+0.75/10.6，$AC_1$44.50D $AC_2$46.50D VA=1.0。采用夜戴方式，戴镜一晚 R0.6^{-2}，L0.6^{-2}；戴镜 1 周 R0.8，L1.0；期间因右眼镜片丢失重新补片一只，双眼连续戴镜 1 个月 R0.8，L1.0，戴镜 3 个月 OU1.0$^+$，以下是患者戴镜前后角膜地形图的变化（图 4-3、4-4）。

（3）CJT M 31y No.8113 右眼屈光不正（近视）；左眼圆锥角膜（早期），双眼高度近视多年，框架矫正，因左眼戴镜矫正近视力下降，外院诊断左眼圆锥角膜转我院就诊，患者基本情况：

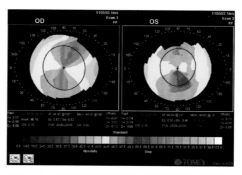

图 4-3　可疑及早期圆锥角膜戴镜前地形图

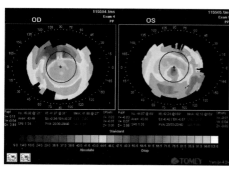

戴镜 1 天

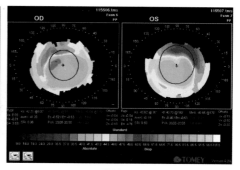

戴镜 1 周

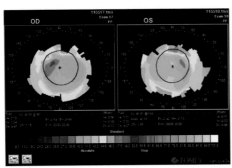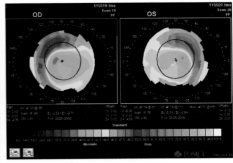

戴镜 1 个月   戴镜 3 个月

图 4-4　戴镜后角膜地形图变化（与上图同例）

R 0.02×（1.0×–10.50DS）FK41.77D SK42.67D，眼轴 29.10mm，最薄点角膜厚度 515μm

L 0.02×（0.9×–9.50DS/–2.25DC×180）FK43.21D SK45.36D，眼轴 28.61mm，最薄点角膜厚度 502μm

镜片试戴参数：R 41.50/–6.00/+0.75/10.6，L 42.50/–6.00/+0.75/10.6，双眼试戴 40~60 分钟后荧光素染色在裂隙灯下评估镜片配适及活动状态可，考虑双眼高度近视仍有缓慢增长的趋势，以及左眼角膜地形图显示的圆锥凸起局限在瞳孔区范围，因此，双眼镜片均采用特殊定制的角膜塑形镜设计（逆几何形态）来控制高度近视的发展与圆锥锥体的前凸。因患者对配戴矫正视力要求较高，因此双眼镜片设计以日戴为主以保证双眼矫正视力稳定。镜片订片参数：R 41.25/–6.00/–2.00/10.6；L 42.25/–6.00/–1.75/10.6。双眼日戴矫正视力均为 1.2，患者对矫正视力满意，从配戴 1 年的复查观察，左眼圆锥角膜控制稳定。以下是患者戴镜前后角膜地形图的变化（图 4-5、4-6）。

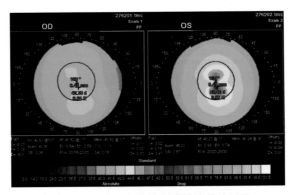

图 4-5　左眼早期圆锥角膜戴镜前地形图

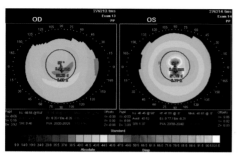
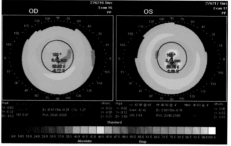

戴镜3个月　　　　　　　　　　　　　　戴镜半年

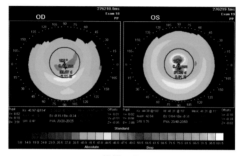

戴镜1年

图 4-6　戴镜后角膜地形图变化（与上图同例）

　　随着对圆锥角膜发病机制及治疗方法等深入研究与探讨,不断引入先进的检查设备获取各项角膜参数,对亚临床期圆锥角膜能进行更早的筛查与诊断,在治疗方法上提供了多样性及可控性。经过临床观察,我们对个体化特殊设计的角膜塑形镜配戴患者的治疗效果比较满意,但对于长期控制及后锥体凸起类型的患者我们仍需进一步跟踪观察。

（周建兰）

参 考 文 献

1. Kennedy RH,Bourne WM,Dyer JA. A 48-year clinical and epidemiologic study of keratoconus. AM J Ophthalmol 1986;101:267-273

2. Wollensak G,Spoerl E,Wilsch M,et al. Keratocyte apoptosis after corneal collagen crosslinking using riboflavin/UVA treatment. Cornea 2004,23:43-49

3. Spoerl E,Mrochen M,Sliney D,et al. Safety of UVA-riboflavin crossinglink of the cornea. Cornea 2007,26:385-389

4. Maatta M,Vaisanen T,Vaisanen M-R,et al. Altered expression of type XIII collagen in

keratoconus and scarred human cornea;increased expression in scarred cornea is associated with myofibroblast transformation. Cornea 2006,25:448-453

5. Maatta M,Heljasvaara R,Sormunen R,et al. Differential expression of collagen types XVIII/ endostatin and XV in normal,keratoconus,and scarred human corneas. Cornea 2006,25:341-349

6. 谢培英,迟蕙,张缨.图释圆锥角膜.北京,北京大学医学出版社,2009:12-14,32-34

7. Ambekar R,Jr Toussaint KC,Wagoner JA. The effect of keratoconus on the structual,mechanical, and optical properties of the corneal. J Mech Behav Biomed Mater,2011,4(3):223-236

8. 谢培英.重新认识角膜塑形术.眼科,2012,21(6):361-365

第五章　角膜屈光手术后的非手术屈光重建

目前准分子角膜屈光手术后患者的满意度和舒适度已很高,但仍有少部分患者诉有视觉干扰症状。一项对欧、美、亚、非13个国家的调查分析显示,角膜屈光手术后整体不满意率为4.6%,其中主要问题是夜间视觉差(11.3%)和眼干涩(7.1%)。另据2013年日本针对600余人的网上调查,术后74%患者对视力满意,18%视力未达目标或出现明显回退下降,5%有明显过矫,43%出现术后干眼症状,仅有50%既有满意视力又无不适症状。

国内外的临床研究表明,手术并发症除了个别继发圆锥角膜和严重角膜感染之外,主要集中在光学方面的并发症,如视力下降、欠矫、过矫、屈光回退、屈光参差,视觉质量下降表现为夜间视力下降、眩光、光晕、单眼复视、视物质感改变、阅读视力差、双眼视物困难、视觉疲劳、视物不平衡等,有些对患者的工作、学习和生活产生了明显的影响。发生原因考虑与术前检查不充分,手术条件、设备、经验差异,适应证选择不严格,手术操作技术不规范、手术失误,手术设计不合理等有关。

解决术后屈光不正,提高视觉质量的一种有效和安全的方法,则是采取非手术的特殊设计接触镜的矫正方法。

一、角膜屈光手术后角膜形态学的改变

与正常角膜形态比较在于表面几何形态相逆反,即角膜中心区曲率半径增大变平坦,而旁中心区曲率半径减小变陡峭(图5-1),这种形态与角膜塑形镜配戴后相近(图5-2)。经角膜地形图分区观察其曲率值改变,如Tomey Ⅳ角膜地形图显示≥5.0mm,6~8mm和9~10mm三个分区,同时选择接受角膜塑形术的中低度近视眼(−2.00~−5.00D)30眼,戴镜6~12个月后获良好规则角膜形变的角膜地形图,亦分为3区,通过比较发现两组无论是中心区、旁周边区还是周边区,其

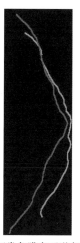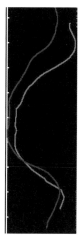

正常角膜表面形态　　屈光手术后角膜表面形态

图5-1　角膜地形图显示角膜表面两主径线

角膜曲率值并无明显差异,但角膜塑形术后组的角膜散光、SAI 和 SRI 均低于屈光手术组,且偏差值小(表 5-1)。部分术后病例因偏心切削使得角膜形变不规则、不对称,角膜散光明显增加,视觉质量明显降低(图 5-3)。

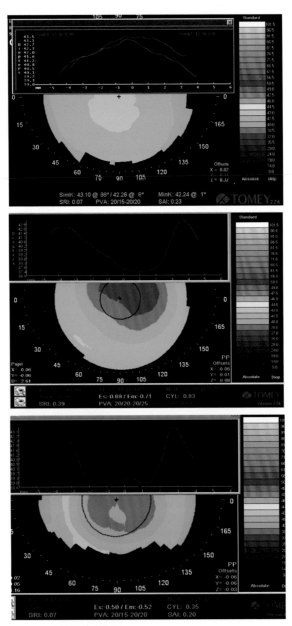

图 5-2 角膜屈光手术后与角膜塑形术后角膜形态改变

上图:正常角膜;中图:LASIK 术后;下图:角膜塑形镜配戴后

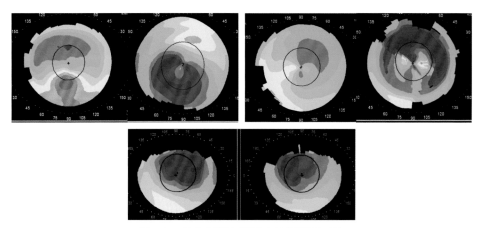

图 5-3　偏心切削角膜形态不规则不对称

二、角膜屈光手术后屈光状态及再矫正选择

术后要求再矫正的病例,绝大部分是 LASIK 术后,少数是 PRK 术后和 RK 术后,角膜基质环植入术后,个别尚有 2 次手术后者。年龄 20~45 岁,术后数月到十数年不等,裸眼视力均低于 0.7。除继发圆锥角膜,均残留不同程度近视、远视和散光,更有超过 –6.00D 的高度近视或超过 –3.00D 的高度散光和屈光参差,残余球镜度范围 –1.00~–18.75D,散光度范围 0.75~4.50D;有些存在不规则散光,高阶像差明显增高,视力矫正不良,或同时有重影、光晕、眩光、视物变形等症状;有些虽双眼残余屈光度不高,利用普通框架眼镜亦能矫正良好,但患者不愿戴框架眼镜,不改手术时初衷;另有术后又受外伤致外伤术后无晶状体眼的病例。

角膜屈光术后再矫正的方法仍是利用框架眼镜和接触镜。如果术后残余的近视、远视和规则性散光度不高,不存在屈光参差,仍然推荐使用最为简便的框架眼镜矫正。如果术后残余的球镜度和散光度很高,特别是显现不规则散光,或存在较大的屈光参差,从光学理论上框架眼镜矫正不良或无法矫正,只有借助于接触镜,尤其是利用 RGPCL 的光学优势来进行有效矫正。

三、矫正角膜屈光术后的接触镜

基于角膜形态的改变,普通球面或非球面设计 RGPCL 达不到良好配适状态和舒适稳定的矫正视力,需特别设计专门针对手术后使用的接触镜,而这种镜片的设计与目前所用角膜塑形镜的所谓逆几何形后表面 4 弧区设计镜片非常相似,而且配戴角膜塑形镜后角膜地形图的改变也与术后相近,所以考虑可以利用这种逆几何形的特殊设计为手术后的患者重建屈光(表 5-1)。

表 5-1 角膜地形图显示两组各参数值比较

	≤5mm（D）	6~8mm（D）	9~10mm（D）	散光度（D）	SAI	SRI
角膜屈光手术后	40.30 ± 2.57	42.51 ± 2.97	39.68 ± 10.72	2.05 ± 2.24	1.52 ± 1.35	0.70 ± 0.57
角膜塑形镜配戴后（6~12 个月）	41.36 ± 1.25	42.55 ± 0.90	40.81 ± 0.78	0.81 ± 0.44	0.67 ± 0.34	0.64 ± 0.28
t	−1.356	−0.044	−0.365	1.882	2.141	0.308
P	0.183	0.965	0.718	0.067	0.038	0.759

从理论和实际应用考虑,这种特殊设计的 RGPCL(略称术后镜)并不等同于角膜塑形镜,虽然两种镜片设计很近似,但角膜塑形镜则是配戴于角膜形态完全正常的近视眼,通过合理的程序化的塑形过程,达到降低近视度、控制近视发展的效果,而术后镜则是针对屈光手术后角膜已变形、视觉质量降低、视力不良、框架眼镜和普通球面与非球面设计接触镜矫正困难,而且难以获得较好配适状态(与角膜表面的形态与生理的匹配性)的病例,选择利用这种特殊设计的镜片,可以明显改善配适状态,因而能获得良好的泪液循环以及对角膜的保护作用,最符合生理学的要求,与此同时促进了视觉质量和视觉功能的提高。

当然在实际验配过程中,术后镜并非简单拿来即用,需要充分考虑个体的差异和需求进行处方。根据临床经验,首先参考角膜地形图的变化和屈光状态,选择试戴镜或专门定制一只试戴用的模板镜片,配戴模板镜片后再经过评估与调整,处方时在大框架设计下需要对各弧的曲率、直径、是否需环曲面设计等方面进行系统微调整,配戴正式镜片之后,有些还需要做适当的抛磨修改处理,才能进一步提高配戴成功率。

四、术后镜的验配方法

（一）眼视光检查

经裂隙灯显微镜、电脑验光 / 角膜曲率仪、综合验光仪、计算机辅助的角膜地形图、非接触角膜内皮显微镜、波前像差仪,对比敏感度等系统检查,观察术后角膜形态的改变,屈光状态,视觉质量和双眼视功能状况,分析其视力降低、矫正不良的原因,以明确诊断。

（二）根据试戴镜订制镜片

根据角膜地形图的形态选取设计相近的试戴镜,经试戴 60 分钟左右基本适应后,再根据中心定位、活动度和荧光素染色显现的影像,以及自觉症状的改善情况进行设计调整和屈光度调整,直至获得最佳配适状态、最佳矫正视力和良好的舒适性,达到医患双方的满意后定制镜片。如现有的试戴镜不能满足需求,最好定制一副专用试戴镜(模板),然后再根据模板试戴情况进行设计调整。

(三)配戴指导

戴镜前尚需认真培训患者,以掌握规范的戴镜和护理方法,配合医师做好各项医疗管理。一般采用日戴方式,戴镜时间8~12小时/日。规定定期复查时间:戴镜后第1周、第2周、第1个月、第3个月,之后每2~3个月复查1次。复查内容:矫正视力,电脑验光,裂隙灯检查眼表健康状态、镜片配适状态和镜片洁净度、完整性,计算机辅助的角膜地形图检查,酌情检查角膜内皮细胞、角膜厚度、对比敏感度和波前像差,同时进一步监督指导护理程序、戴镜方法和时间。

(四)评价临床效果

戴镜1个月以上视力稳定性和配适状态,患者戴镜舒适度、视物清晰度、双眼视物舒适度、戴镜持续时间以及操作性等项目,以及以往自觉症状的改善情况等进行自我评价,可配合问卷调查采取评分法。观察有无眼表并发症、波前像差改变以及角膜形态的变化。

北京大学医学部眼视光学研究中心的临床结果显示术后镜能明显提高矫正视力(表5-2),明显降低总体和部分高阶像差。通过Pentacam眼前节测量及分析系统分析LASIK术后患者戴镜前与戴镜时的角膜各阶像差,可见6.0mm瞳孔直径下,戴镜状态下的总体像差(RMSg)、总高阶像差(RMSh)、球差(SA)、角膜前表面球差值(F.Cornea SA)较戴镜前均降低,而角膜后表面球差值(B.Cornea SA)较戴镜前增加,差异有统计学意义($P<0.05$),水平、垂直彗差(CA)、三叶草像差(TA)较戴镜前均轻度降低,但差异均无统计学意义($P>0.05$)(表5-3)。

分析戴镜视力与角膜各阶像差的相关性,戴镜状态下视力的提高与角膜总像差均方根值成负相关关系(spearman=-0.469,$P=0.037$)(图5-4)。患者戴镜3个月与戴镜前的主观视觉症状比较,自觉眩光、重影及夜间视力波动等改善明显,总体戴镜满意率达95%。

表5-2　验配术后镜的基弧(BC)和视力(VA)

	CL BC(D)范围 $\overline{x} \pm S$	裸眼 VA $\overline{x} \pm S$	框架镜 VA $\overline{x} \pm S$	术后镜 VA $\overline{x} \pm S$	t	P^*
LASIK	33.75~39.50 36.78 ± 1.62	4.38 ± 0.47	4.84 ± 0.24	4.95 ± 0.13	−2.808	0.008
PRK	33.50~40.00 35.94 ± 1.96	4.49 ± 0.31	4.84 ± 0.15	4.96 ± 0.11	−2.857	0.021
RK	31.25~39.00 35.25 ± 2.96	4.38 ± 0.43	4.83 ± 0.12	5.00 ± 0.00	−3.371	0.020

*框架镜 VA vs 术后镜 VA

表 5-3　LASIK 术后患者戴镜前与戴镜时的各项 Zernike 函数值比较($\bar{x} \pm s$)

	眼数	角膜波前像差							
		RMSg	RMSh	SA	CA		Total. TA	F. Cornea SA	B. Cornea SA
					垂直	水平			
戴镜前	28	3.341 ± 1.616	1.436 ± 1.070	0.806 ± 0.474	0.228 ± 0.836	−0.041 ± 1.300	0.188 ± 0.076	1.065 ± 0.365	−0.316 ± 0.135
戴镜中	28	1.642 ± 0.631	0.412 ± 0.149	0.348 ± 0.143	0.217 ± 0.457	−0.194 ± 0.911	0.154 ± 0.053	0.477 ± 0.448	−0.065 ± 0.144
t		4.510	4.520	3.826	0.046	0.385	1.281	4.361	−4.672
P		0.000	0.000	0.001	0.963	0.702	0.212	0.000	0.000

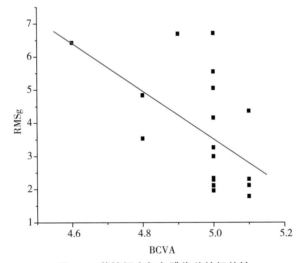

图 5-4　戴镜视力与角膜像差的相关性

术后患者配戴术后镜的矫正视力与戴镜中角膜总像差均方根值呈负相关

五、临床病例

（一）准分子激光术后短期视力明显低下

病例 1. 男,22 岁。双眼 LASIK 术后 2 年,PTK 术后 1 年。双眼角膜中央偏鼻上方环形灰白色瘢痕混浊,中央区薄翳,左眼更为明显。(R)VA=0.3,(0.8¯ × −7.00D/−2.75D × 180),(L)VA=0.2,(0.6¯ × −2.00D/−3.00D × 165)。角膜地形图显示角膜形态不规则,鼻上方偏心切削,左眼明显(图 5-5)。双眼均验戴术后镜,(R)35.50D/−5.00D/11.0mm,VA=1.0,(L)35.50D/−4.00D/11.0mm,VA=0.8,配适状态良好(图 5-6),患者接受戴镜。

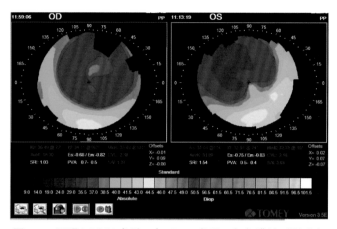

图 5-5　双眼 LASIK 术后 2 年,PTK 术后 1 年角膜地形图改变

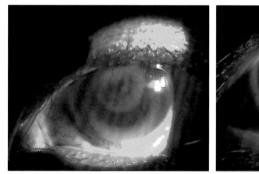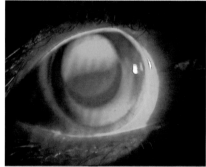

图 5-6　LASIK 术后配戴 RGDGP CL(与上图同例)
左:白光下观察角膜表面及戴镜状态;右:钴蓝光下观察术后 GP CL 配适

(二)准分子激光术后长期(4 年以上)视力明显下降

病例 2. 女,25 岁。术前屈光度右眼 −7.00D/−2.00D×180=1.0,左眼 −9.00D=
1.0。

双眼 LASIK 术后 4 年,(R)VA=0.1,(0.2×−8.50D/−1.00D×150,加小孔 0.9),
(L)VA=0.3,(0.5×−3.50D/−2.50D×110,加小孔 0.9)。角膜中心厚度(A 超测
厚)(R)0.396mm,(L)0.515mm。角膜地形图显示角膜中央 4mm 处(R)50.96D/
49.42D,(L)44.03D/40.80D。诊断:术后右眼继发圆锥角膜,左眼近视、高度散光。

右眼配戴非球面设计 RGPCL(7.30mm/−3.00D/8.8mm),VA=1.0;左眼配戴术
后镜(41.50D/−1.50D/10.0mm),VA=1.0。戴镜 2 年后角膜地形图显示塑形效果
明显,角膜形态明显改善,角膜散光明显降低(图 5-7)。戴镜时的波前像差较裸
眼明显降低,尤其总体像差、总高阶和二阶像差更为显著(图 5-8)。

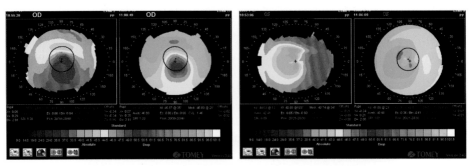

图 5-7　LASIK 术后 4 年、配戴 CL 2 年后角膜地形图改变

左图:右眼圆锥角膜配戴 RGPCL2 年后角膜地形图改变;

右图:左眼残余近视散光配戴 RGDGPCL 2 年后角膜地形图改变

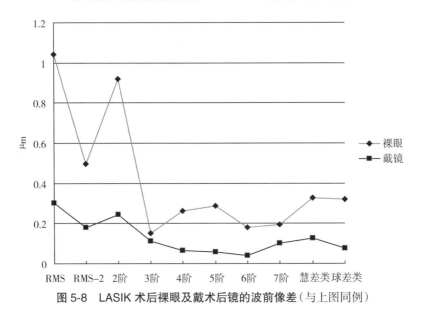

图 5-8　LASIK 术后裸眼及戴术后镜的波前像差(与上图同例)

(三)单眼屈光术后,另眼角膜塑形术后,屈光参差

病例 3. 女,36 岁。右眼 PRK 术后 9 年。左眼原为 –3.75D 近视,配戴角膜塑形镜 3 年。(R)VA=0.2,(1.0⁻ × –3.00D),(L)VA=0.9,(1.0⁺ × –0.50D)。

因双眼视力不平衡,而且左眼配戴角膜塑形镜始终良好,角膜地形图显示两眼的两条主子午曲线很相近(图 5-9),所以选择右眼同时配戴术后镜,处方 37.25D/+0.75D/10.6mm,VA=1.0。

(四)双眼术后残余高度近视

病例 4. 男,32 岁。术前双眼高度近视,右眼弱视(R–22.00D,L–14.00D)双眼 LASIK 术后 8 年,视力低下,(R)VA=0.01(0.25 × –16.00D/–2.75D × 60),(L)VA= 0.1(0.8 × –7.50D/–1.50D × 50)。眼轴长度分别为 33.72mm,30.89mm,角膜厚度

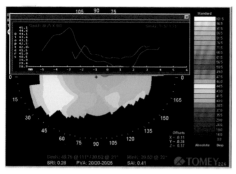
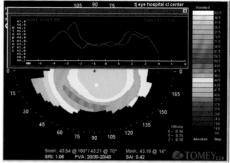

图 5-9 PRK 术后和角膜塑形术后角膜地形图改变

左图:右眼 PRK 术后 9 年,裸眼视力 0.2;右图:左眼角膜塑形镜配戴后 3 年,裸眼视力 0.9

0.423mm,0.396mm。曾在其他医院验配了普通球面 RGPCL,(R)8.40mm/−16.25D/10.0mm=0.3,(L)8.30mm/−13.00D/10.0mm=1.0,但镜片配适不良,异物感强,不稳定易脱落(图 5-10)。我中心重新为其设计术后镜,(R)38.75D/−15.50D/10.6mm=0.4,(L)36.50D/−9.50D/10.6mm=1.0,配适状态明显改善(图 5-11),舒适度明显提高。

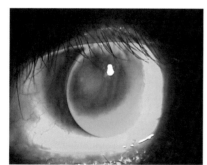
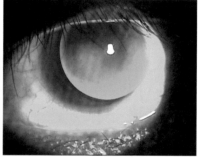

图 5-10 LASIK 术后 8 年配戴普通非球面 RGPCL,配适不良

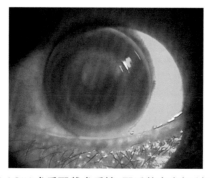

图 5-11 LASIK 术后配戴术后镜,配适状态良好(与上图同例)

（五）术后继发圆锥角膜

病例 5. 女,26 岁,术前双眼 6.00D,LASIK 术后 6 年。

述 6 个月前视力下降,右眼尤甚,经外院诊断为圆锥角膜。

检查（R）VA=0.1(0.2 × −5.75D/−4.00D × 80),(L)VA=0.3(0.6 × −1.75D/−3.50D × 120),角膜厚度（Lenstar900）:右眼为 434μm,左眼为 460μm。角膜地形图显示角膜 SimK 值（R)51.04D/43.63D,CYL 7.40D,(L)46.54D/44.22D,CYL 2.32D,SRI 和 SAI 分别为 1.82 1.71,1.12 1.15（图 5-12)。诊断:术后双眼继发圆锥角膜。配镜处方右眼圆锥设计 RGPCL 7.30mm/−7.25D/8.8mm/E1,左眼逆几何形设计术后镜 8.23mm/−2.25D/10.2mm。双眼镜片配适良好（图 5-13),矫正视力 0.8 和 1.0。波前像差图示,整体像差（RMS）及彗差戴镜检测值明显小于裸眼值（图 5-14)。戴镜 3 个月后双眼矫正视力均 1.0,镜片中心定位和活动度保持良好。角膜地形图显示 SimK 值,CYL,SRI 和 SAI 各数值均明显降低,角膜形态趋向平坦化、规则性和对称性改变（图 5-12)。

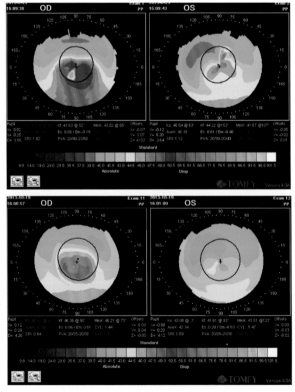

图 5-12　术后及戴镜后角膜地形图改变

上图:戴镜前;下图:戴镜后 3 个月

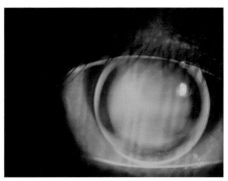 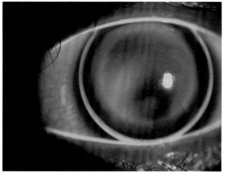

图 5-13 右眼及左眼镜片配适

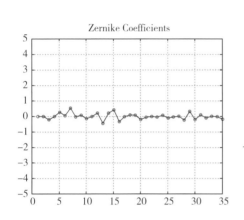 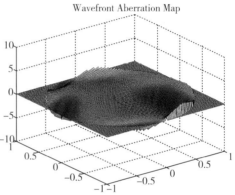

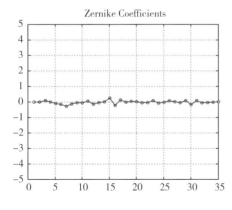 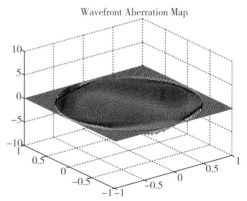

图 5-14 左眼裸眼及戴镜中像差比较

(上为裸眼像差,下为戴镜像差)

（六）准分子激光术后视力尚好但自觉明显视觉质量下降

病例 6. CXO F 25 岁。术前双眼高度近视，右眼 LASIK 术后 1 年余，左眼 2 次手术后 1 年。主诉左眼视觉质量下降，左眼重影，左上方可见光拖尾现象。

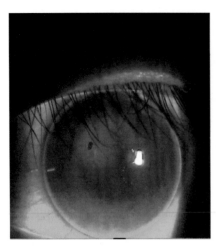

图 5-15　术后镜配适状态

裸眼视力 R 1.0，L 0.6（1.0×–0.50/–1.25×70°），角膜曲率 35.41/35.87D 和 35.49/36.84D，角膜中心厚度 410μm 和 389μm，眼轴长度 26.91mm 和 27.31mm。

左眼经定制模板再试戴后确定处方，BC 9.55mm，直径 11.0mm 的术后镜。戴镜后视力 1.0，自觉症状消除，配适状态良好（图 5-15）戴 RGPCL 的眩光对比度曲线明显高于戴框架镜（图 5-16）。戴镜 1 年后的角膜地形图与戴镜前比较，角膜散光有所下降，形态趋于规则化（图 5-17）。

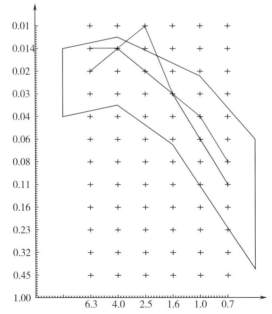

图 5-16　Lasik 术后戴框架镜和接触镜的眩光比比度曲线

紫色线：框架镜，绿色线：术后接触镜

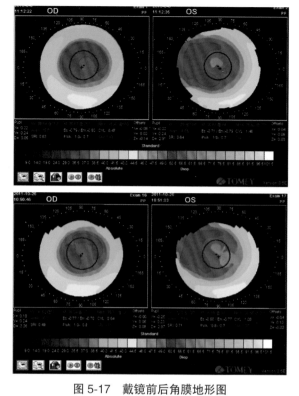

图 5-17　戴镜前后角膜地形图

上图:Lasik 术后戴镜前　　下图:戴术后镜 1 年后

（谢培英）

第六章　弱视的角膜塑形镜验配

　　我国从 1998 年引入角膜塑形技术已有 20 年历史,角膜塑形镜目前在国内主要用于控制青少年近视发展,随着镜片材料、设计的发展和镜片制作技术的改进,角膜塑形镜逐渐在矫治远视、散光甚至高度散光、老视和弱视方面也有进一步的发展和临床应用。本节主要将角膜塑形镜在弱视矫治方面的情况做一介绍。

一、弱视概念及发病情况

　　弱视最新定义为视觉发育期由于单眼斜视、未矫正的屈光参差、高度屈光不正及形觉剥夺引起的单眼或双眼最佳矫正视力低于相应年龄的视力;或双眼视力相差 2 行及以上,视力较低眼,矫正视力低于同龄段儿童视力的正常值下限者。

　　中国弱视诊断专家共识指出:根据儿童的发育规律,对于 3~7 岁儿童,诊断弱视时不宜以视力低于 0.9 作为依据,而应参考相应年龄的视力正常值下限。3~5 岁儿童视力的正常值下限为 0.5;6 岁及以上儿童的视力正常值下限为 0.7。

　　国外报告在普遍人群中,弱视的发生率为 2%~2.5%,在我国,弱视发病率为 2%~4%,多为单眼,亦可双眼。根据病因分类为:①屈光不正性弱视;②屈光参差性弱视;③斜视性弱视;④形觉剥夺性弱视。

　　弱视的临床表现主要有:①视力减退,最佳矫正视力低于相应年龄的视力正常值下限。矫正视力 >0.5 为轻度弱视,矫正视力 0.2~0.5 为中度弱视,矫正视力 <0.2 为重度弱视。②对排列成行的视标的分辨力较单个视标差。③多有屈光不正。④常伴有斜视及异常固视。⑤可有眼球震颤。

二、弱视的光学矫正方法

　　弱视矫治过程除配合必要的遮盖及视刺激等训练外,合理的屈光矫正和配戴合适的眼镜对弱视儿童的治疗也起着非常关键的作用。

　　弱视治疗首先要明确病因,屈光不正性弱视及屈光参差性弱视可通过光学镜片矫正,斜视性弱视及形觉剥夺性弱视需要根据具体情况进行必要的手术后再行光学矫正。光学矫正主要包括框架眼镜、RGP、SCL、角膜塑形镜。角膜塑形镜在近几年逐渐应用于弱视患者的矫治,并取得了较好的效果,目前在高度近视、高度散光性弱视及屈光参差性弱视中应用效果最好。

　　弱视患者验配角膜塑形镜流程同常规角膜塑形镜验配程序,首先根据常规和验配经验选择初次试戴参数,观察镜片配适状态,根据配适情况调整,再进行戴镜验光,选其中视觉质量最佳、舒适度最好、配适状态最满意的试戴镜参数,在此基础上微调整后给出订片处方。

根据患者配戴情况及矫正效果,可采用夜戴、日戴或弹性配戴方法满足学习生活及视觉需求。配戴后定期复查配合必要的弱视训练及视功能训练,注意镜片护理和清洁,定期观察矫正视力变化、双眼视功能改善情况。

三、病例介绍

病例 1. 女,5 岁,诊断"双眼屈光参差、右眼高度近视、高度散光、弱视"

右眼:0.1(0.4 × –6.75D/–2.50D),角膜曲率 42.50/43.25D

左眼:0.4(0.8 × –2.25D),角膜曲率 42.75/43.50D

处方:右眼 42.00/–6.00D/+0.75D/10.6,左眼 42.50/–2.00D/+0.75D/10.6。右眼采用日戴方式,左眼采用夜戴方式,配合遮盖及弱视训练。

取镜:戴镜视力 0.5/1.0,双眼镜片中心定位及活动度良好。

定期复查:1 个月复查裸眼视力 0.12/0.8,戴镜视力 0.7/1.0,3 个月时戴镜视力达 1.0/1.2,配适状态良好,眼前节检查无异常,之后定期复查,双眼矫正视力一直稳定在 1.0~1.2,10 个月时右眼矫正视力达 1.2,约一年半后右眼改为夜戴,晨起右眼摘镜视力保持在 0.6~0.8,下午配合小度数框架提高视力。角膜地形图如图 6-1~6-3 所示。

病例 2. 男,8 岁,诊断"双眼高度近视散光、左眼弱视"

右眼:0.1(0.7 × –7.00D/–0.75D),角膜曲率 42.88/44.06,眼轴 26.46mm,中央角膜厚度 529μm。

左眼:0.1(0.6 × -6.75/–1.00D),角膜曲率 42.78/44.18,眼轴 26.14mm,中央角膜厚度 542μm(图 6-4)。

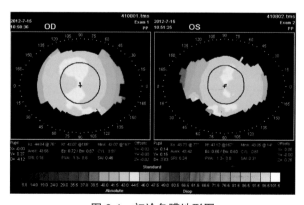

图 6-1 初诊角膜地形图

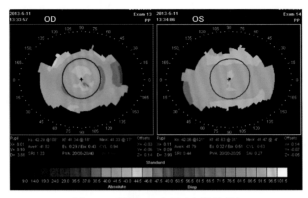

图 6-2　戴镜 10 个月（右眼日戴）

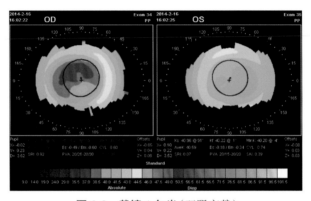

图 6-3　戴镜 1 年半（双眼夜戴）

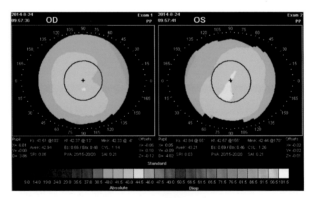

图 6-4　初诊角膜地形图

　　处方：右眼 42.50/−5.00D/0.00/10.6，左眼 42.50/−5.00D/+0.50/10.6。结合孩子及家长配合情况，弹性配戴方式，平日夜戴为主，日间配合框架眼镜矫正，周末日戴为主，外戴低度框架。受当时镜片制作范围影响，首次镜片订制降度设

计 –5.00。

定期复查:戴镜 1 个月,日戴塑形镜追加右眼 –1.50DS,左眼 –1.25DS,矫正视力分别达 1.0/0.8[+3],前节及配适情况正常,2 个月时夜戴后单眼框架矫正视力达 0.8。弹性配戴 1 年视力稳定,配适良好,日戴塑形镜双眼追加较前增加 –0.50DS 及 –0.75DS,矫正视力分别达 1.0/1.0[-1],眼轴变化右眼 27.19mm,左眼 26.86mm,角膜厚度分别为 518μm、523μm。地形图如图 6-5、6-6 所示。

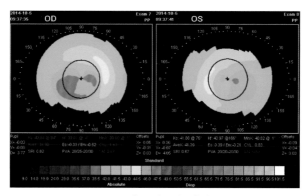

图 6-5　配戴 1 个月角膜地形图

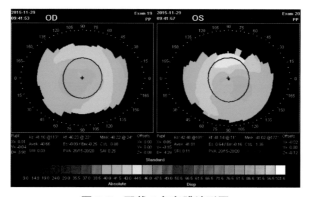

图 6-6　配戴 1 年角膜地形图

病例 3. 男,13 岁,诊断"双眼高度近视、高度散光、弱视"。

右:0.1(0.5 × –9.25D/–3.75D),角膜曲率 41.67/45.00D,眼轴 28.72mm,中央角膜厚度 581μm。

左:0.1(0.6 × –9.00/–4.50D),角膜曲率 41.77/46.27D,眼轴 28.61mm,中央角膜厚度 581μm(图 6-7)。

处方:右眼 42.50/–6.00D/–1.75D/10.8,左眼 43.00/–6.00D/–1.75D/10.8,镜片日戴方式,戴镜视力 0.5/0.6,配适良好。

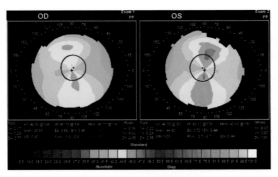

图 6-7　初诊角膜地形图

定期复查:3 个月复查戴镜视力 1.0/1.2,配适状态良好,眼前节检查无异常,之后双眼矫正视力一直稳定在 1.0,戴镜 1 年停戴 3 周复查验光双眼近视散光度未见增加,角膜地形图显示角膜散光度(CYL)及角膜表面规则性指数(SRI)及表面不对称指数(SAI)数值均降低。复查换镜处方微调整,右眼 42.75/−6.00D/−2.00D/10.6,左眼 43.25/−6.00D/−2.00D/10.6,双眼戴镜视力达 1.2。角膜地形图如图 6-8~6-11 所示。

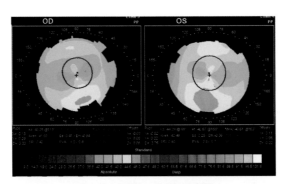

图 6-8　配戴 3 个月地形图

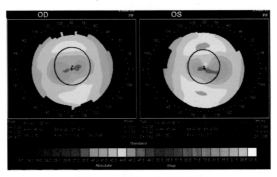

图 6-9　配戴 1 年地形图

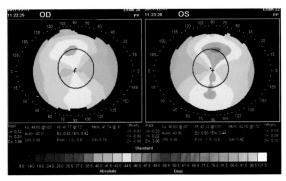

图 6-10 配戴 1 年停戴 3 周地形图

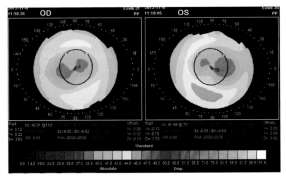

图 6-11 配戴 2 年地形图

眼轴增长量与初诊相比配戴一年右眼增长 0.16mm,左眼 0.12mm,2 年复查眼轴增长量右眼 0.27mm,左眼 0.37mm。

病例 4. 女,6 岁,诊断"双眼近视性弱视"

既往病史:初诊右眼:0.3(0.4×−2.75D),眼轴 23.14mm;左眼:0.3(0.5×−2.50D),眼轴 23.11mm。建议验配角膜塑形镜,家长考虑先框架矫治配合弱视训练。

4 个半月后复查,散瞳复验右眼 0.2(0.6×−4.75D),左眼:0.2(0.6×−4.25D),眼轴分别增长 0.59mm/0.55mm。视功能检查显示视近集合不足,远距水平隐斜 5BI,近距水平隐斜 18BI,NRA+2.50D,PRA−1.75D,调节幅度正常范围,BCC+1.25D,调节灵活度单眼双眼负镜片均不通过。与家长沟通仍坚持先框架观察,给予换镜并配合字母表、反转拍调节训练,定期每月复查。

观察 3 个月,近视度数增长迅猛,采用角膜塑形镜控制。基本情况如下:

右眼:0.15(0.6[+3]×−5.75D),角膜曲率 44.29/46.17D,眼轴 24.05mm;

左眼:0.15(0.6[+3]×−5.00D/−0.50D),角膜曲率 44.29/45.67D,眼轴 23.96mm。

处方散光设计:右眼 44.00/−5.75D/0.75/10.8 Toric AC 45.25,左眼 44.00/−5.25D/

0.75/10.8 Toric AC 45.25。夜戴方式,同时继续视功能训练。

定期复查:取镜时双眼戴镜视力 0.6/0.6,一个月时裸眼及戴镜视力均 0.6^{+4}/0.8,前节及镜片配适良好,双眼视功能改善明显,远距水平隐斜 4BI,近距水平隐斜 3BI,NRA+2.50D,PRA−1.50D,BCC0.25D,调节灵活度单眼及双眼分别较前改善明显,医嘱继续夜戴及视功能训练。

戴镜半年复查双眼摘镜视力均 0.8,戴镜视力 1.0-,眼轴较配戴时增长 0.30mm/0.34mm,与配戴前相比眼轴增长幅度明显降低,双眼视功能基本恢复正常,地形图改变如图 6-12~6-14 所示。

病例 5. 男,6 岁,诊断"右眼高度近视伴弱视、左正视眼"

右眼:0.05(0.4 × −7.50D/−0.50D),角膜曲率 44.18/45.18,眼轴 25.48mm。

处方:43.75/−6.00D/0.50/10.6,结合孩子及家长配合情况,处方设计弹性配戴方式,平日上学夜戴为主,日间配合框架眼镜矫正,周末日戴为主,配合遮盖训练。

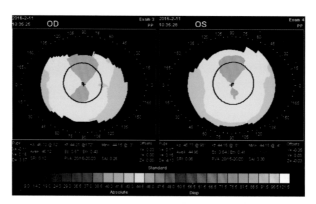

图 6-12　初诊角膜地形图

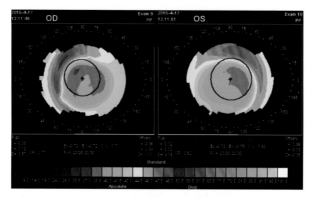

图 6-13　戴镜 1 个月地形图

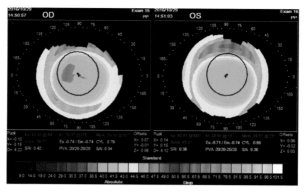

图 6-14 戴镜半年地形图

戴镜 1 个月稳定后结合日间框架镜矫正视力达 0.5^{-2},日戴追加矫正后视力 0.5,前节无异常,镜片配适正常。遮盖不规律,右眼矫正视力提高慢,1 年复查,裸眼右眼追加后视力 0.6,戴塑形镜日间追加矫正后视力 0.7,右眼眼轴增幅0.32mm,配戴前后地形图如下(图 6-15)。

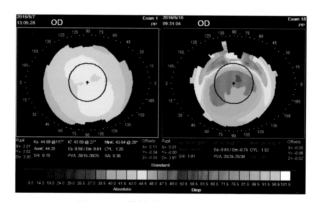

图 6-15 戴镜前及 1 年时地形图

病例 6. 女,8 岁,诊断"双眼近视散光,双眼球震颤,双眼弱视"

既往病史:患儿 5 岁时发现双眼球隐形震颤,6 岁检查诊断双眼近视伴弱视,右眼轻度水平震颤,左眼中度水平及垂直震颤,验光:0.5×−1.75/−1.25,0.5×−3.00/−1.25,配框架及配合视刺激训练,近视度数发展快,8 岁时医师建议角膜塑形镜控制近视发展。

右眼:0.06(0.5×−5.00/−1.75),眼轴 25.45mm;

左眼:0.04(0.5×−6.00/−2.75),眼轴 25.78mm。

处方散光设计:右眼 41.50/−4.50D/0.50/10.3 Toric AC 43.00,左眼 41.50/−5.25D/0.25/10.3 Toric AC 43.25,日戴方式。

73

定期复查及问题处理：戴镜 2 周单眼矫正视力 0.8，配适状态检查双眼镜片轻度颞上偏位，右眼镜片活动好，左眼镜片活动度欠佳，戴镜时间长后易黏附不动，左角膜中央轻度点状上皮剥脱，给予双眼停戴休息 1 天，左眼促角膜上皮生长因子药物，左眼镜片缩小直径 0.05mm，抛光放松定位弧及边弧后活动良好。之后正常配戴视力稳定在单眼 0.8，双眼 1.0。半年复查较前双眼眼轴增长量右 0.28mm，左 0.23mm，一年复查增长量 0.44mm 和 0.42mm。角膜形态如图 6-16、6-17 所示。

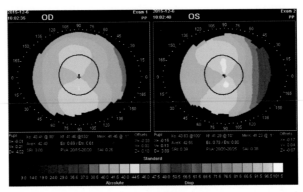

图 6-16 配戴前地形图

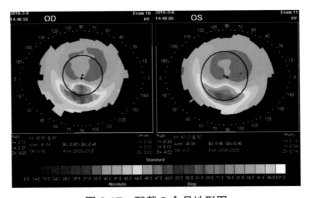

图 6-17 配戴 3 个月地形图

四、临床效果观察

观察汇总了近几年在外院检查或我中心门诊检查诊断为弱视，并成功验配角膜塑形镜的患者，35 人（55 眼），其中 16 女 19 男。

基本情况：年龄在 5~39 岁，平均年龄（9.8±4.5）岁。裸眼视力从指数 /35cm 至 0.6，近视度 –0.50~–17.00D，平均 –6.24±2.97D，散光度 –0.50~–5.50D，平均 –1.72±0.80D。角膜曲率平 K 值 37.67~46.23D，平均 42.40±1.67D，角膜曲率

陡 K 值 38.57~48.21D，平均 44.01 ± 1.81D。框架镜矫正视力 0.04~0.7，其中 ≤0.5 有 18 眼，占 32.7%，0.6~0.7 有 37 眼，占 67.3%。

弱视主要原因：屈光参差 8 人（最大相差 –8.75D），眼球震颤 1 人，高度近视散光 26 眼（近视度 ≥-6.00，散光 –0.75~5.50D），近视和高度散光 7 眼（近视度 <–6.00，散光 2.00~3.50D），中低度近视散光 22 眼。

根据配戴者个体情况，其中 16 人 24 眼采用日戴方式，10 人 14 眼采用夜戴方式，其余弹性配戴。

戴镜时间在 2 周到 90 个月，平均 18.24 ± 15.49 个月。戴镜后最佳矫正视力达 1.0 以上需要 2 周至 8 个月的时间。

戴镜 1 个月复查，其中矫正视力 ≤0.5 有 6 眼（10.1%），0.6~0.7 有 15 眼（27.3%），≥0.8 有 34 眼（61.8%）。眼前节检查初期配戴有个别孩子出现结膜轻度充血、角膜上皮轻度擦伤点状上皮剥脱情况，经指导摘戴护理方法、配合停戴或用药后前节恢复正常，继续戴镜，未出现严重不良并发症。56% 的配戴者镜片定位有轻度偏位情况，以上偏、颞上偏位、颞侧和鼻侧偏位为主。

戴镜期间同时配合弱视训练，主要为视刺激训练和遮盖训练，根据双眼视功能检查情况制订双眼视训练方案。

屈光参差患者中配戴角膜塑形镜前和配戴后 3 个月的视力、屈光度检查、立体视检查记录汇总如下（表 6-1~6-3）。

配戴效果显示，配合弱视训练及视功能训练，屈光参差性弱视和屈光不正性弱视患者配戴角膜塑形镜后视力及双眼视功能提高最快，患者配合度也高。这也与验配前医师与患者及家长的沟通、培训及积极配合检查相关，尝试配戴角膜塑形镜的弱视患者中，也有一小部分患儿配合度不佳、不能坚持训练视力提升缓慢，或其他客观原因而放弃角膜塑形镜矫治的。

表 6-1　戴镜前和配戴 3 个月后的视力、屈光度检查

视力和屈光度	配戴前	配戴后 3 个月	t	P
裸眼视力	0.05 ± 0.02	0.96 ± 0.03	−2.26	0.03
矫正视力	0.85 ± 0.05	0.98 ± 0.03	−6.6	0.01
屈光参差度（D）	5.13 ± 1.89	0.23 ± 0.11	6.8	0.01

表 6-2　同视机远立体视检查情况

检查时间	正常	异常
配戴角膜塑形镜前（框架眼镜）	24	28
配戴角膜塑形镜（3 个月）	52	0

表 6-3 Titmus 立体图检查

检查时间	正常立体视觉		异常立体视觉	
	>60″	80″~200″	400″~800″	>800″
配戴前（框架眼镜）	11	10	25	6
角膜塑形镜（3个月）	29	22	0	1

　　研究资料显示角膜塑形镜能有效控制青少年近视发展,减缓眼轴增长达50%~60%。针对成功配戴角膜塑形镜后弱视治愈或视力明显提升的患者,分析主要考虑戴镜后角膜前表面形态的变化及视网膜周边离焦的改变,较传统矫治方式在视网膜形成了清晰的物像,增加了传入视中枢的神经冲动,从而刺激了双眼运动性融像,融合功能的提高又促进了立体视功能的建立,这在高度近视、散光、屈光参差弱视患者中很有效。

（杨丽娜）

第七章　角膜塑形镜矫正远视和老视

使用角膜塑形镜矫正远视和老视,必须考虑的是影像是怎样投射在视网膜上的。与传统的近视角膜塑形不同的是角膜中央变陡峭,焦点前移。这本身不足以虑。由于角膜中央变陡峭并不呈球形,而是非球面的,塑形后的角膜形状明显地增加了角膜高阶像差[2]。特别是球差。相对于中央部角膜吸力,旁中央角膜挤压看来是远视角膜塑形的主要机制[1]。所以在高度显示图中,中央部角膜并不高起,但切线图上会显示明显的旁中心区变平坦(图7-1)。

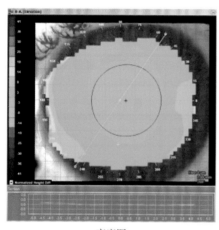
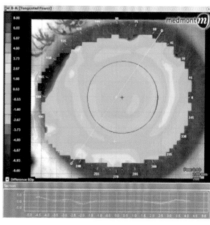

高度图　　　　　　　　　　　　　　　　　切线图

图7-1　远视角膜塑形的角膜地形图(左图高度图,右图切线图)

当刚刚完成塑形时,患者通常会抱怨显著的眩光和光晕。根据每个人的不同情况,经过一段时间,症状会逐渐消退,视觉功能恢复正常。这可能是由于脑的适应或随着角膜变平,眼再次正视化代偿所起的作用,这种正视化原来只发生在眼睛生长发育期。虽然据报道 LASIK 术矫正近视后引起明显的角膜像差,但是以改变眼内部结构而部分代偿像差的调整程度保持不变[3]。

角膜塑形造成屈光改变的同时,在角膜组织学上究竟发生什么改变仍有许多争议。Alharbi 和 Swarbrick[4]2003 的经典研究认为眼屈光不正的改变大部分是由于角膜上皮细胞移行造成的。Jennifer D.Choo[5]等在 2008 年所做初步实验的结论是证实了在角膜塑形中角膜上皮的变化起了主要的作用,这个实验认为戴镜时间长短和镜片后表面的设计对上皮的形态和厚度有极大的影响。尚需要做更详细的研究去证实这个结果,另外还需做组织生化和超微结构方面的研究提供角膜在短期和长期戴镜后变化的证据。对角膜基质层结构的初步检查表明进一步的研究也是需要的,以阐明角膜塑形对基质层的改变及基质层在角膜塑形中所起的作用(图 7-2、7-3)。

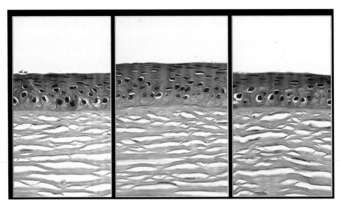

图 7-2　连续戴塑形镜矫正远视后 4 小时,中央和中周部猫眼角膜上皮,用苏木精和伊红染色。由 Jennifer Choo 提供

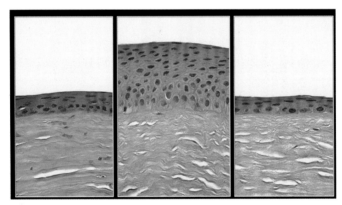

图 7-3　矫正远视 14 天后,中央和中周部猫眼角膜上皮,用苏木精和伊红染色。由 Jennifer Choo 提供

　　澳大利亚一位眼视光医师 Lachlan Scott-Hoy 用 OCT(图 7-4)拍了一些照片,他和一位来自南非的医师 Charl 和 Lass 一起试图解释远视塑形矫正术的作用力和上皮的改变如何导致屈光力的改变。这些作用力,无论是机械力和液压力都表现在改变角膜上皮的厚度(图 7-5)。接下来的问题在是否上皮的改变足够产生实际上所见到屈光度改变。

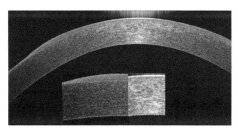

图 7-4 比较中央与中周部角膜塑形后上皮厚度,由 Lachlan Scott-Hoy 提供

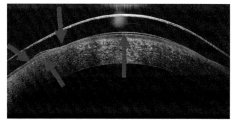

图 7-5 远视角膜塑形的矢状力方向。由 Lachlan Scott-Hoy 和 Charl Laas 提供

Reinstein DZ 等人报告了一例 –3.25D 近视矫正前后角膜上皮改变,中央薄了 18μm,中周部厚了 16μm。同时基质层也有改变,尤其是左眼。中央基质层变厚,中周基质层变薄。结论是"角膜塑形术导致屈光改变主要由于上皮厚度改变所致,同时基质层的改变可能起一小部分的作用"[5]。我们可能从这个例子意识到以下结论,由于中央基质层增厚,同时中周基质层变薄,像圆锥角膜变薄样基质层可能趋向在中周部凸起,而增加塑形效果。这仅是推测,究竟是否发生于远视角膜塑形,尚需研究证实。

一些学者,例如 William Berke 用 Janns26(双头超声角膜厚度计)研究上皮的作用,他发现角膜塑形后上皮厚度几乎没有改变,由此他认为屈光改变主要由于基质层改变所致。Sami El Hage 和 Theo Seiler 报告角膜塑形后,做刮除上皮和角膜交联术,效果比常规停戴延长,这也就提示基质层至少在屈光改变中起了部分作用[6]。为了理解远视和老视角膜塑形如何实际上重塑角膜而达想要的屈光改变,我们应该考虑镜片下力的作用。

首先考虑塑形镜片戴在角膜表面上力的作用,根据由 Mountford 等人描述,在讨论 Tommy Hayashi 的论文"塑形镜片的机械力"时指出,这些力包括:重力、眼睑闭合力、镜片表面张力和泪液层(液)压力。在这里,我们排除了重力,这种力在远视角膜塑形中并不起明显的作用。至于眼睑闭合力,并不足以使角膜改变形态。但是在角膜塑形中眼睑闭合产生的闭合力起了明显的作用,这种力稳定镜片和维持对角膜表面有均匀的压力[7]。

沿着镜片边缘有表面张力。虽然如 Swarbrick 和 Alharbi 指出在眼睁开时表面张力是一个重要因素,但是表面张力需要泪液与空气之间界面的存在,夜间戴角膜塑形闭眼时,这样的界面是不存在的,这点使我们相信表面张力对重塑角膜不会起主要作用。

接下来是泪液层,也称为角膜塑形中的泪膜挤压力。Han 和 Rogers[8]通过比较目前非线性与已有短柱形挤压膜模式指出,作用力与瞬时偏心值(instantaneous eccentricity values)或者完全相同,或者具相同倾向。把这个研究用于角膜塑形,从实际上讲我们的研究应着重于泪液层的轮廓。

Allaire 和 Flack[9]报告与由中央与周边泪液相同厚度产生的挤压力相比，中央泪液厚度仅占二分之一时，周边泪液厚度造成三倍挤压力。这也就帮助解释了某些矫正远视的塑形镜设计成中周部挤压和中央陡峭。这也可大致上描述为中央"吸"和中周边"挤压"力（见图 7-5）。液体像大自然多数事物一样总是谋求某种形式的平衡。当矫正远视的塑形镜放在角膜上，在镜片下方出现的压力梯度也将谋求那种平衡。液体是不能压缩的，为了达到平衡，只有在镜片下的可塑角膜组织被迫改变形态或位置。因此，我们可见角膜地形图的改变。

一、角膜地形图

对远视角膜塑形镜的设计和随访来说，角膜地形图仪是必不可少的仪器。它能帮助我们对特殊的角膜和屈光不止设计最理想的镜片，并检测我们的设计结果。角膜地形图将告诉我们何时及怎样调整特殊设计。对远视角膜塑形来说，最有用的地形图包括切线、轴性、高度和差异图。如果光线倾斜照射到曲面后反射，两个焦点是显而易见的：切线点和矢状点。

切线半径代表了角膜真正的曲率或形态，它代表了在 Placido 环照射处的角膜区域，与反射环所垂直的角膜的半径。注视点对拍摄角膜地形图非常重要，应以角膜的几何中心为校正中心，而不是注视线。通常校正中心在中心注视目标鼻侧 1~3 个环上。用这种方法，我们能对角膜治疗区的位置有更好的了解（图 7-6）。

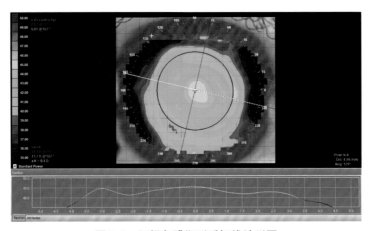

图 7-6　远视角膜塑形后切线地形图

轴性地形图对确定治疗效果的角膜光学改变是有用的，其与实际屈光度的变化更有关系（图 7-7）。

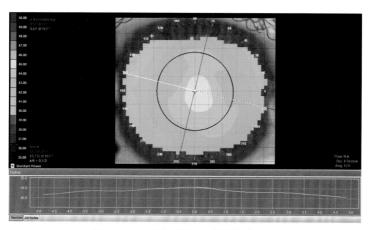

图 7-7　远视角膜塑形后轴性地形图

高度地形图给我们提示了角膜表面与相应的一个参考球面之间的相对差异（图 7-8）。在评估与相应球面相比不规则的角膜表面时非常有用。当决定是否用环曲面镜片或自行设计镜片时非常有用。有些厂家建议使用高度地形图去决定用他们的双轴镜片，以达到最好的配适。一些设计能帮助在角膜周边部着陆区产生 360 度的"所谓"密闭，以产生镜片下泪液间隙的挤压力。高度图以微米计算这些差异，许多软件程序根据泪液间隙设计镜片，以几近于完全接触，来决定镜片周边参数。

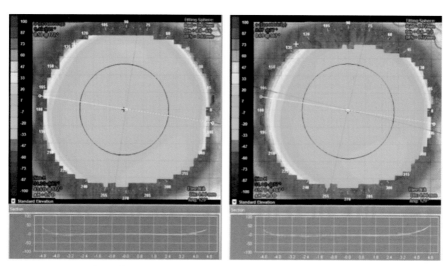

图 7-8　远视角膜塑形前后高度地形图对照，请注意虽然下面的切线差异图
表示 1.2 度的曲率变化，高度地形图却相似

　　差异地形图,又称相减得图形,不仅为医师提供塑形前后角膜弧度上点与点的差异,记录镜片在闭眼状态下的位置,对描述变化最大改变区域也很重要(图7-9)。如果需要可做许多调整以改进适配,这些调整是根据差异地形图推算出来的。

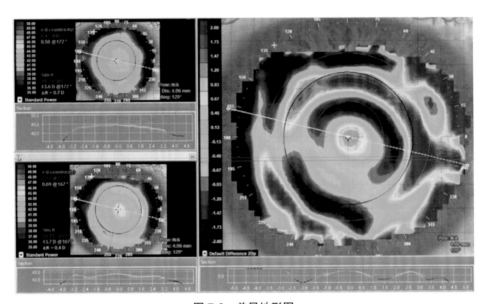

图 7-9　差异地形图

左上为治疗前切线图,左下为治疗后切线图,右图示治疗前后弧度上点与点差异图

二、设计理念

　　有两个基本的设计理念,每种都有许多不同设计。一种使用连续非球面设计,中央治疗区陡,旁中央区为加压区(图7-10),像所有角膜塑形镜一样,连续非球面设计用的是矢高理念。为了正确了解这些镜片如何使角膜重塑,我们必须首先了解镜片内面如何磨制。我们知道绝大多数人眼角膜呈扁长形,偏心率平均为0.50,有研究表明约95%的眼角膜偏心率(e值)在0.30~0.70的范围内[10]。角膜的形态可以归纳为以下三种描述:偏心率(e)、形状因子(P)或非球面性(Q)。这些描述都与以下公式有关,$P=(1-e^2)$和$(Q=-e^2)$。Q值的优点是能够描述扁长形表面(正Q值),或扁圆形表面(负Q值)。

　　另一种设计比较常见,是一种反几何设计镜片。使中央部产生更陡峭的治疗区,近中央的反转区开始处产生向内的压力,最终产生旁中央区变平,中央治疗区变陡以矫正远视。

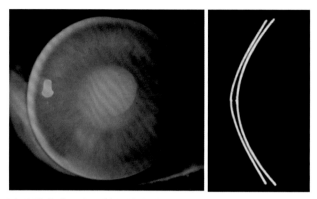

图 7-10　边到边连续非球面有一较大的治疗区,逐渐改变中央部角膜成为更加非球面形。
随着偏心率增大,戴了镜片后角膜中央部产生多焦点效应。周边区也是非球面,
用于产生周边压力,使角膜中央变陡。Steve Ernest 提供

Legerton 和 Meyers2002 年 Paragon CRT 在美国获得批准之前的专利申请中,有以下描述。下图示所设计的曲线系统对远视的矫正是必须的,镜片内面光学区基弧半径必须小于角膜曲率半径,乙状连接弧与基弧连接呈凸起形,造成"膝跪"状压迫旁中央区角膜。乙状连接弧呈凹进状与沿着周边角膜相应的着陆区相接,这样就建立了一个封闭的动态流体压力系统(图 7-11、图 7-12)。

董晓青医师设计了 H 和 HP 镜片,虽然设计有明显的不同,但理论是一致的。董医师介绍了他的远视塑形镜为陡 - 平 - 陡 - 平设计。双重几何设计有一中央部非球面陡峭区,平滑连接一非常平坦的旁中央区(高台区),此区向中央压迫旁中央区角膜,使中央角膜变陡峭,此区周围的反转弧区形成一泪液库,接着是非球面的周边弧起中心定位作用(图 7-13)。

Sigmoid Connecting Geometry

3. Concave to return lens to cornea

4. RZD determines proximity of Landing zone to underlying cornea

2. Sigmoid initially convex to create "knee" proceeds toward anterior surface

1. Base Curve Radius shorter than corneal radius

5. Tangential landing zone

Precise Control of Treatment through Proximity Control Technology™

图 7-11　邻近控制技术用于远视角膜塑形,普立康 CRT 专利。Ken Kopp 提供

1. 基弧,比角膜半径短　2. 乙状邻接弧,与基弧相连处凸起,呈"膝跪"状　3. 向周边变为凹形
4. 反转区深度,决定着陆区与其下方角膜匹配　5. 切线着陆区

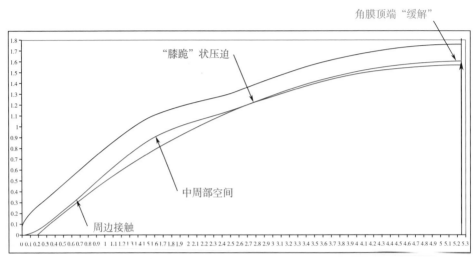

图 7-12　着陆区是切线,矢高由不同的乙状连接弧的反转区深度(RZD)决定

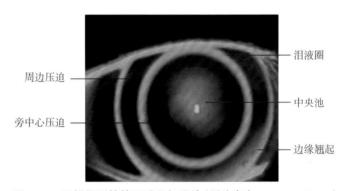

图 7-13　远视塑形镜的双重几何设计(照片来自:Bruce Williams)

泪膜厚度与远视角膜塑形关系:

任何一种角膜塑形治疗,无论是近视、散光、远视或老视,泪膜挤压力的影响都是最重要的,现讨论它是如何起作用的。用计算机软件可算出塑形镜后表面和角膜前面之间间隙的所有数据,这些数据是根据泪膜的形态得到的,并假设我们有办法精确地测量泪液层厚度(TFT)和用公式计算角膜任何方位的实际压力。

OCT 是一种光学信号采集和处理的方法,这种方法被认为是干涉技术,Wang 等人[12]首先使用 OCT 来测试泪膜,可以精确至约 3μm。使用这种或其他技术,如波动分析空间图像相关(FASIC)[11],能多开发一个电脑程序,用于角膜地形图预测泪膜层厚度和轮廓分析,这样就能设计出一个能产生最大塑形效果的镜片。

有一些电脑辅助设计软件利用间隙的泪液层轮廓制造镜片,这种镜片设计的曲率产生与角膜地形图上所显示的相应改变相符合(图 7-14、7-15)。像这样的工具对最初的镜片设计非常有用。由于不同的设计者用不同的仪器,计算方法也不同,个体化设计的差异很大,错综复杂。导入地形图数据的软件最初的

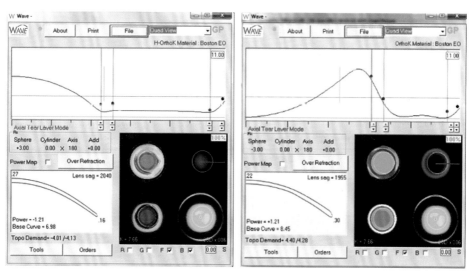

图 7-14　Wave 系统,远视和近视塑形,泪液层厚度的比较

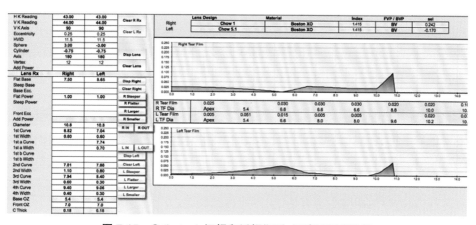

图 7-15　Orthotool,远视和近视塑形,泪液层厚度比较

目的是尽可能地多用各角膜子午线测量数据,以确定角膜的形状。由此可以设计镜片的后表面以达到最佳的治疗效果。这些软件使我们推算出周边角膜的形状,由于周边部角膜个体差异很大,预计的设计可能是不理想的。许多方法,包括"试戴片系列",就是为了对最初镜片参数加以调整。

讨论的角膜形状和偏心率(e)、形状因子(P)和非球面性(Q),我们必须认识到显然不是所有的角膜子午线有相同的 e 值或变化率。大多数角膜地形图和自动角膜曲率计提供的是所有子午线的平均值,虽然有些也提供了某一子午线或象限的 e 值。仪器制造厂并未透露在哪里测的数据,离角膜中心多远和哪些数据是推断出来的。这使得用不同的仪器测得值不可能互换。一些仪器仅提供主要子午线数据,但数据不足以绝对精确地设计整个镜片的后表面。由于角膜的形状不能定义为标准的椭圆,在设计镜片时,就需要从临床角度充分认识角膜的形状。屈光不正和偏心率之间有低的,但临床上有统计学意义的相关关系(远视高则偏心率高)。镜片设计者用平均值制造试戴片系列用于临床,简化镜片配适。这使得懂荧光素染色图变得非常重要。中央池(central pooling),旁中央压迫,反转弧,周边定位和边缘翘起(图 7-16)。

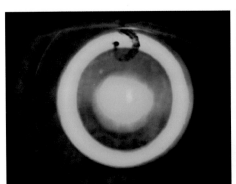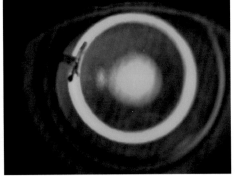

图 7-16　用不同的试戴片显示不同的荧光素图

矢高太高可能造成气泡形成或所谓的"中央湖"(central lake),由于中央部角膜顶端平坦,形成了中央湖。矢高太低会阻止变陡,从而治疗不能达到预期效果。旁中央向中央的挤压很重要,这种挤压使中央能最大限度变陡,反转弧保持泪液平衡,定位弧对封闭治疗区和镜片中心定位也很重要。如果其中一个参数没算好,对治疗效果多少会有影响,不能达到最佳。

三、远视和老视角膜塑形验配原则

验配的第一步是尽可能多了解角膜。无论是用经验验配、试戴片或电脑设计都需要想到,你是在为整个角膜验配。某些地形图使你在第一次设计镜片时非常容易。如果是提供角膜曲率读数和屈光不正度,由厂家设计,最好仅用于低度远视,同时应选用答应至少可以调整一些参数,重做一次的厂家,以达到最佳配适。

　　如果使用试戴片系列,大多数厂商会建议用陡峭和平坦角膜曲率(K值)选第一片试戴片。有些用平坦 K 值,有些用平均 K 值。注意在决定基弧时需包括 Jessen 因子。范围从 +0.50 至 +2.00 不等。Jessen 因子是用一定过矫量以实现完全矫正,这也为了能抵消一天中因角膜恢复造成的屈光改变。用试戴片系列必须根据荧光图做调整,如果镜片整个是非球面设计,需要看中央染色池,也要看均匀的周边定位染色,以及离中心 1~3mm 处旁中央和角膜密切接触区(图 7-10)。当用反几何设计的试戴片时,理想的荧光图是强荧光中央池,弱荧光旁中央密切接触角膜,强荧光反转弧区,弱荧光周边定位弧接触角膜和强荧光边缘略翘起(图 7-16)。对任何设计来说,中心定位是关键,最终治疗中心定位越好,越少发生像差和变形。

　　在设计远视角膜塑形镜时,角膜直径也非常重要,较平坦的角膜,直径也会更大。有些试戴片系列考虑到了这点,而另一些只用平均角膜直径。总的来说,理想的镜片直径应该覆盖水平向可见虹膜角膜直径(HVID)93%~97%。如果测量垂直向可见虹膜角膜直径(VVID)可能也有价值。这点在为了产生 360 度封闭泪膜间隙而使用周边环曲设计的镜片尤其重要。

　　这些相同的一般规则也适用于电脑辅助设计的镜片。计算机辅助设计软件有一个模拟的荧光图,使设计人员可以预见最终镜片在角膜上是怎样的荧光图像。有些软件会提示输入 e 值,帮助设计周边定位弧。

　　远视和老视设计在中央看近的镜片需要建立额外陡峭的中央区弧度;或在中央看远的镜片,从中央至反转弧极靠近中央区的旁中央区建立较陡峭的弧度,这些镜片简单地用一个小的中央区看远,加以陡峭的反转区用于看近。

　　Paragon CRT 镜片切线形着陆区由在 z 轴低于 180 度的角度控制。反转弧或"反转区深度"(RZD)呈 s 状曲线,以 25μm 一格控制矢高。最初的试戴片可以用随同试戴片系列的计算尺算出,也可用公司网站上的 Excel 程序算出。因为开始的镜片是根据中央角膜曲率和屈光不正度算出,并不考虑偏心率,所以必须进行试戴。用于矫正远视的镜片根据修正矫正近视的设计而来。简单的计算方法是用平坦角膜曲率值加上 +0.50Jessen 校正因子,校正度数,算出需要陡峭基弧值,使用计算尺或 Excel 得到的数据(RZD,LZA),再减少 RZD 50μm,即可得到相当接近的镜片参数。

　　计算机辅助设计软件用角膜地形图覆盖的 9~9.5mm 角膜数据来估计周边角膜的斜度。有些角膜地形仪具有综合功能用于取得更多的周边角膜资料,这些资料输入软件后增加了可分析数据的数量。

结论

无论用何种验配方法,咨询厂家和经销商都是重要的,这样可收集到尽可能多的信息,简化验配过程和给予病人最好的治疗经验。

提示

如果治疗 +3.00 以上的远视最好用中央看近的多焦点镜片设计。

中心定位是关键,处理原则与其他硬式镜片相同。

（Bruce T.Williams）

翻译：段昌敏

参 考 文 献

1. Gifford P, Au V, Hon B, et al. Mechanism for corneal reshaping in hyperopic orthokeratology. Optom Vis Sci, 2009, 86（4）: e306-11. doi: 10. 1097/OPX. 0b013e3181989266.

2. Hiraoka T, Matsumoto Y, Okamoto F, et al. Time course of changes in ocular higher-order aberrations and contrast sensitivity after overnight orthokeratology. Am J Ophthalmol, 2005, 139（3）: 429-436.

3. Damien Gatinel, Pierre-Alexandre Adam, Slim Chaabouni, et al. Comparison of Corneal and Total Ocular Aberrations Before and After Myopic LASIK: J Refract Surg. 2010; 26: 333-340. doi: 10. 3928/1081597X-20090617-01

4. Alharbi A, Swarbrick HA. The effects of overnight orthokeratology lens wear on corneal thickness. Invest Ophthalmol Vis Sci. 2003 Jun; 44（6）: 2518-2523.

5. Choo JD. Morphology changes in cat epithelium following continuous wear orthokeratology lenses: A pilot study. Contact Lens & Anterior Eye,（2008）29-37.

6. Sami El Hage, Theo Seiler. Corneal Cross-linking and Orthokeratology. http://www. clspectrum. com/articleviewer. aspx? articleid=106453

7. Mountford J. Orthokeratology, Principles and Practice. Butterworth-Heinemann, 2004.

8. Han Y, Rogers RJ. Nonlinear fluid forces in cylindrical squeeze films. Part 1: Short and long lengths. Journal of Fluids and Structures, 2001, 15（1）:

9. Reinstein. Epithelial, stromal, and corneal pachymetry changes during orthokeratology. Optom Vis Sci. 2009 Aug; 86（8）: E1006-14.

10. Guillon M, Lyndon DPM, Wilson C, Corneal topography: A Clinical Model. Ophthalmic and Physiological Optics 1986, 6: 47-56.

11. Azartash K,Kwan J,Paugh JR,et al. Pre-corneal tear film thickness in humans measured with a novel technique. Molecular Vision. 2011;17:756-767.

12. Wang J. Relationships between central tear film thickness and tear menisci of the upper and lower eyelids. Invest Ophthalmol Vis Sci. 2006;47:4349-55.

第八章 特殊眼表并发症

一、角膜色素环沉积

某些配戴角膜塑形镜的患者,在角膜中央区出现环状、半环状棕色色素改变,称为角膜色素环沉积。也有学者称为 Hudson-Stahli 线。部分患者可在角膜缘出现条栅状棕色色素沉积,在临床上也归于角膜色素环沉积。这种角膜色素改变,患者一般无明显自觉症状,可不影响视力。

环状色素沉积多出现在过夜配戴角膜塑形镜的患者。一般发生在角膜中央 6~7mm 直径区,在角膜上皮下浅基质层出现一环形或半环形棕色色素沉淀,颜色和形状犹如圆锥角膜的 Fleischer 环,类似的改变也见于某些角膜屈光手术的患者。出现角膜色素环沉积与镜片配适状态不良、镜片使用时间长、屈光度较高、镜片设计降度大等有关。

镜片配适过紧或黏附于角膜,镜下大量大、小气泡存在,或有明显偏位,此种配适,角膜上皮容易损伤,泪液循环欠佳,角膜易出现点状染色,角膜地形图可见角膜不规则变形、假圆锥角膜样局部隆起改变。镜片下泪液积聚,泪液中含铁血黄素等成分容易在上皮下沉积,形成角膜色素环沉积。

镜片屈光度大、镜片厚、镜片降度较大、直径较小,反转弧过陡、配戴镜片移动度很小,置于角膜表面呈紧箍状态,镜下泪液循环较差,空气泡排不出,这种状态长期夜戴易导致角膜缺氧,出现角膜上皮损伤,加速了泪液中含铁血黄素等成分在上皮下的沉积。

另外,研究表明,镜片内表面抛光处理或设计不理想也是一个影响因素。镜片弧与弧之间过渡不平滑,甚至出现角度,夜戴状态下棱角容易伤及角膜上皮,长期角膜表面的微损伤,加上泪液循环不畅,镜片下泪液积聚,也容易造成泪液中含铁血黄素等成分沉积于上皮下。

而位于角膜缘的条栅状色素沉积,一般出现于长期配戴大直径镜片的患者,也见于配戴软性接触镜者。近视度数较高、镜片较厚、镜片设计不良等情况下,镜片下泪液循环不良,长期配戴镜片对角膜表面的微损伤,泪液中含铁血黄素等成分会沉积于角膜上皮下,从而形成了角膜缘棕色条栅状色素改变。

角膜色素环沉积的预防和解决可从镜片选择、镜片设计、改善配适状态、改换或缩短戴镜时间等来考虑。

1. 采取适当偏松配适　此种配适可解决配适过紧或镜片黏附于角膜的弊端,有利于泪液循环及避免角膜上皮损伤。

2. 改变镜片设计　对镜片内表面进行严格的抛光处理及检测,使得两弧之间连接处呈现圆滑的过渡曲面。此类镜片具有良好的镜片活动度,且睡眠闭眼时对角膜上皮的损伤较小,进而减少泪液中含铁血黄素等成分的沉积。

3. 减少镜片的厚度　镜片屈光度较高,镜片较厚时,镜片强度也比较大,镜片长期对角膜产生压迫,泪液交换受到阻碍。因此减少镜片的厚度,增加其可塑性可改善和减少色素的沉积。有研究表明,配戴软性角膜接触镜屈光力 <3.00D(镜片较薄)时,一般较少出现色素沉积现象,而屈光力 >9.00D(镜片较厚)时容易出现。

4. 改换或缩短配戴时间　停戴或将角膜塑形镜更换为日戴方式。有文献报道,有些病例更换配戴方式 3 个月后,色素环逐渐消退。角膜塑形镜配戴,一般认为近视≤5.00D,散光 <1.50D,允许夜戴或弹性配戴;近视 >5.00D,散光 >1.75D 可考虑日戴。

5. 采用直径更小的镜片　镜片直径小,活动度大,泪液的排吸能力较强,镜下泪液循环良好,泪液中含铁血黄素等不容易沉积于角膜上皮下。

二、角膜基质条纹

某些长时间配戴角膜塑形镜的患者,采用裂隙灯直接照射法观察角膜时,在靠近角膜后弹力层的后基质层可见白色、细长、垂直的条纹状改变,严重时可见白色交叉或分枝状的皱纹,称角膜基质条纹。利用裂隙灯后照法观察时,在瞳孔区眼底的红色反光下,白色条纹可以呈现黑色。条纹较少时患者可无明显自觉症状,严重时可出现视力下降。

出现角膜基质条纹状改变的原因主要是角膜水肿。造成角膜水肿的原因有很多,包括角膜缺氧、机械性损伤、温度变化、渗透压下降、高碳酸症及炎症等。另外,长时间的角膜塑形镜配戴或非正确性过夜配戴角膜接触镜导致角膜处于低氧代谢状态,造成角膜糖代谢的酵解水平增高,能量代谢障碍,从而使得角膜内皮的“泵”功能下降。角膜内皮层是保持角膜水分平衡的关键,一旦角膜内皮泵功能下降,将基质内的水分泵出到前房能力减弱,致使角膜内的水分量增加,角膜基质明显增厚。基质水肿最先发生在基质后层,这时后层的排列规则的胶原蛋白层出现紊乱,造成集聚重叠,形成白色的条纹,基质的板层结构扭曲和分离形成了白色皱折和黑色条纹。

出现第一条白色条纹表示角膜水肿达到 5%,之后每增加一条白色条纹提示角膜约增厚 1%。当水肿程度增加时,条纹的颜色逐渐变深变灰,形状增粗,数量也逐渐增加,第一条黑色条纹出现标志着角膜水肿达到 10%。水肿达 8%以上时常可看到角膜皱折出现。裂隙灯下后照法可见角膜基质后层呈槽沟状或抬高的山脊状改变,形状迂曲。随着水肿程度的加重,角膜条纹和皱折数量也增加。一般角膜基质条纹和皱折不会影响视力,但第一条黑色条纹的出现可作为停戴角膜塑形镜的指征。

角膜基质条纹的预防和治疗可从解除角膜缺氧状态,消除角膜水肿考虑。

1. 增加镜片材料的透氧性(Dk值)　相对于软性角膜接触镜而言,角膜塑形镜的排吸能力较强,软性角膜接触镜的排吸能力较弱,所以软性角膜接触镜更主要的是依赖泪液的渗透压来维持角膜的氧气的供给。已知角膜塑形镜的镜片材料中亲氧的成分包括有机硅和有机氟等,提高镜片中亲氧成分的比例可提高镜片的透氧率。但提高镜片材料 Dk 值的同时可影响其他理化性能,例如湿润性、抗沉淀性、可塑性等。

2. 缩小镜片的直径　睁眼时角膜大部分的氧气供给来自空气,因而缩小镜片的直径可使得更多的角膜暴露于空气当中,增加了氧气的获得。再者镜片直径的缩小增大了镜片的活动度,不但使得更大面积的角膜可直接从空气当中获得氧气,而且,也增加了镜下泪液交换,增加角膜氧供。

3. 减少镜片的厚度　镜片的氧气传导性能和镜片的厚度有直接的关系。镜片越薄,氧气的传导性能越高。相同的镜片材料,镜片越薄,氧气透过镜片供给角膜的量越大。但减少镜片的厚度会降低硬镜的稳定性和强度,也会降低软镜的可塑性。对镜片的护理和制作增加了难度。

4. 改变镜片的基弧,使基弧变平　因为角膜塑形镜的排吸能力很强,镜片下的泪液可通过眼睑的瞬目活动与镜片外的富含氧气的泪液进行交换。镜片基弧平坦镜片的活动度增加,角膜也能更好地获得氧气。

5. 改变镜片周边边缘设计　镜片的边缘设计对镜片的泪液交换有很大的影响。一些近视度数较高、边缘设计不良的镜片在配戴时特别是夜戴状态下棱角容易嵌入角膜上皮,长期角膜表面的微损伤,加上镜下泪液不能流通,可加重角膜代谢的压力并造成角膜上皮的损伤。

6. 改变配戴的方式和时间　由夜间配戴改为日戴。即使不戴角膜塑形镜,夜间睡眠时角膜的氧供会较日间大为减少。夜间配戴角膜塑形镜与配戴其他类型角膜接触镜一样,角膜氧供下降会更加明显。因此,减少夜间配戴的时间可有效地改善角膜水肿的程度。另外,缩短日间配戴的时间,也可缓解角膜的水肿。如果出现的白色条纹数量较多或已出现黑色条纹和基质皱折,可建议病人暂停配戴塑形镜,待水肿缓解再予以配戴。

7. 镜片微孔　在镜片的周边打孔,远离镜片光学区,可以有效地增加角膜的氧气供应,有效减少角膜边缘水肿的发生。但微孔中容易产生沉淀物聚集,不容易清洁,从而加重了病人的不适感和炎性反应,目前已很少应用。

三、角膜浸润和感染

（一）无菌性角膜浸润

表现为角膜上皮下和基质层的灰白色圆形浸润灶，角膜上皮多完整，荧光素染色阴性，局部结膜充血；症状为轻度的角膜刺激征，重症者表现为不能耐受镜片刺激。这种角膜浸润常为无菌性，主要为接触镜或护理液等刺激及缺氧等引起的各种炎症因子导致角膜缘血管扩张、炎症渗出等，主要为炎症细胞和纤维蛋白的渗出与集合的结果。出现这种情况应停戴镜片，预防性使用抗生素滴眼液治疗。

常见的有上缘性角结膜炎和非感染性浸润性角膜炎（contact lens-induced sterile infiltrative keratitis，CL-SIK）。

1. 上缘性角结膜炎

（1）病因：一般认为是由于上睑对镜片的推动作用，使得镜片对角膜上缘部的持续性机械摩擦或由护理液内防腐剂的毒性作用，导致上方角膜缘血管扩张，通透性增强，炎症细胞和增生的上皮构成炎性结节。病理检查、分析结节，可见大量的淋巴细胞、浆细胞等，具有典型免疫介导的发病特征，所以，有人认为与镜片的变性蛋白质沉淀物有关，为迟发型超敏反应。

（2）症状和体征：患者可伴有轻度角膜刺激症状，异物感增加、畏光、流泪及少量分泌物。

裂隙灯下检查可见角膜上缘部3~5粒圆形灰白色小结节，上方局限性结膜充血，结节破溃后荧光染色可着色，或有病灶区深层浸润，伴有新生血管，愈合后留下上皮下白色薄翳。

（3）处理：发生上缘性角结膜炎应停戴镜片，直至角膜荧光素染色为阴性，角膜基质浸润吸收。同时，如果角膜上皮未完全愈合，应使用抗生素眼膏及眼液，待角膜荧光素染色呈阴性后可加少量糖皮质激素眼水点眼。

（4）预防：为了预防上缘性角结膜炎的发生，应特别注意镜片的设计和配适状态，并尽量选用高透氧性镜片。

2. 非感染性浸润性角膜炎　浸润性角膜炎是一种角膜组织的炎症反应。其特征是角膜局部或全部浸润性病灶。角膜塑形镜配戴者可由微生物和非微生物引发，即可引起感染性和非感染性角膜炎两种病变。研究表明，约10%的角膜接触镜配戴者可出现非感染性浸润性角膜炎，相对来讲，感染性角膜炎发病率较高。两者之间的鉴别可行角膜刮片微生物学检查。感染性角膜炎微生物培养可见阳性，而非感染性则为阴性。

（1）病因：研究发现，非感染性角膜炎的浸润性角膜病灶内多为炎症细胞，部分还可找到内毒素和来自角膜缘血管的蛋白质。长期戴镜引发各种炎症因子致使角膜缘血管扩张，组胺等血管活性介质可诱导血管内皮细胞收缩，细胞微丝、微管等结构受损,细胞形成间隙,血管内容物自血管壁溢出;加上长期戴镜造成的角膜慢性缺氧,角膜基质水肿,基质板层间的裂隙增宽,因而渗出液中的纤维蛋白、炎症细胞等更易于侵入;所以,浸润性角膜炎常发生在角膜缘。而渗出物中的致痛物质作用于角膜内的感觉神经,诱发浸润区产生疼痛感。细胞学检查病变区呈多形核白细胞浸润状态。因此,非感染性浸润性角膜炎可为多因素的一种炎症反应。

1) 微生物感染:目前已经证实,非感染性浸润性角膜炎的角膜病灶内是没有直接的微生物感染的。也就是说微生物并没有进入角膜组织中进行复制、繁殖。但微生物所产生的毒素和酶等可启动组织的免疫系统,进而引发炎症反应。众所周知,内毒素是由脂多糖组成,是革兰氏阴性菌的包膜成分,因而革兰氏阴性菌的内毒素也是造成组织损伤的主要因素。它通过产生抗体和细胞因子,趋化嗜中性粒细胞和激活补体而产生作用。内毒素趋化炎症细胞(主要是多形核白细胞)由角膜缘血管移行至病变区,从而导致基质混浊。动物实验已证实,配戴经革兰氏阴性菌污染的角膜接触镜片,24 小时内即可出现单个或多个小而局限的角膜浸润病灶。

2) 镜片沉着物:长期配戴角膜塑形镜,如护理不规范,镜片内表面和外表面均可留有很多有机和无机沉淀物。例如:生物膜、蛋白质、脂质和结石。这些沉淀物经长时间的存留变质后,演化形成对机体免疫系统具刺激作用的异物,可启动炎症反应。另外,镜片上的沉淀物也可造成角膜上皮的机械性损伤,继而引发角膜疾患。

3) 护理液的毒性:护理液毒性反应的发生是因为角膜接触了护理液中有毒的防腐剂、化学缓冲剂、酶、螯合剂或其他化学制剂。双氯苯双胍己烷(也叫氯己定、洗必泰),可迅速吸附于菌体表面,破坏其细胞膜,使细胞质成分渗漏,同时可抑制微生物脱氢酶的活性,能杀灭常见的细菌繁殖体、真菌和病毒。灭菌浓度的双氯苯双胍己烷入眼后可引起角膜点状上皮脱落、结膜充血和角膜刺激征。硫柳汞作为护理液中的有机防腐消毒剂,对真菌和细菌繁殖体有杀灭的作用。而护理液所含的硫柳汞和双氯苯双胍己烷(洗必泰)等也可引起严重的毒性反应,包括角膜浸润。

4) 闭眼状态时眼内环境:闭眼时停滞的泪液层含有高水平的 IgA 和血清白蛋白;补体和纤维蛋白溶酶原的激活;以及大量多形核白细胞趋化的情况。这些变化是亚临床炎症阶段的表现。当有某些刺激因素(诸如,细菌内毒素)作用时,可进一步发展为明显的临床炎症阶段。在过夜配戴接触镜人群中具有较高非感染性浸润性角膜炎发生率。这个现象提示:眼睑闭合时的眼内环境可能具高致病性。

5) 镜片的配适不良:镜片的移动度过小,镜片紧束,镜片下的泪液不能排出,代谢产物堆积,镜片后表面的潜在的致病因素(如:有机物残骸或侵入细菌)被紧密而持久地附着在角膜表面的某一固定位置,未得到及时清除,遂易引发角膜疾病。再者镜片的边缘压迫阻断角膜缘血管网的血供,导致的紧镜综合征,更加速了角膜浸润和角膜炎的发生和发展。

6)缺氧:睁眼情况下,角膜所需氧气80%来自空气,15%来自角膜缘血管。闭眼时,70%来自睑结膜血管,15%来自角膜缘血管。空气中的氧气并不能直接参与角膜的代谢,而是以泪液为媒介间接传递给角膜。配戴角膜塑形镜时,瞬目作用可从镜片边缘将含氧量高的泪液吸入镜片下供给角膜代谢。此称为镜片的排吸作用。戴镜睡眠时,角膜前的氧水平较低,甚至低于角膜的生理氧临界值。因此,闭眼状态下,角膜接触镜下的氧含量过低,引起角膜缘的血管扩张,进而炎症细胞更易从扩张的血管中逸出,形成了一个潜在而显著的诱病因素。

7)机械性损伤:配戴角膜塑形镜时,配戴者的指甲或异物、镜片的边缘、镜片上的锐性沉淀物均可造成角膜上皮和结膜面的损伤。从损伤的角膜上皮释放出酶,对来自角膜缘毛细血管的炎症细胞具有刺激趋化作用。国内、外均有因接触镜边缘破损引起角膜周边浸润的病例报道。

8)不良卫生状况:镜片材料及其表面生物膜的极性对各种致病微生物有吸引作用,而人眼、镜片、镜片盒、病原体则构成了一个生物圈。所以,配戴角膜塑形镜时不良的卫生习惯可造成镜片盒及其他护理产品的污染,间接的造成镜片的污染,继而引发角膜的感染性及非感染性疾病。

(2)症状和体征:非感染性浸润性角膜炎患者可无自觉症状或有轻度角膜刺激症状,重者也可表现为不能耐受镜片的刺激,并伴有疼痛。

非感染性浸润性角膜炎常为单眼发病。裂隙灯可见,结膜混合充血,局部水肿,角膜缘雾状带形混浊,一般距离角膜边缘 1~2mm 处,呈灰白色圆形、椭圆形病灶,以及在角膜任何部位的局灶雾状混浊,或两者皆有,深达基质层。荧光素染色常呈阴性。多数情况下,浸润发生在上皮下,及基质前 1/2 层。偶尔,也可见上皮间浸润。

其两种常见的表现为:

1)接触镜所致急性眼红(contact lens-induced acute red eye,CLARE):过去曾被称为"急性红眼反应"和"镜片紧束综合征"。症状轻者可仅有眼红现象,严重的患者可出现眼红、眼痛、畏光、流泪等眼刺激症状。临床体征包括结膜、角膜缘充血和近角膜缘的角膜小浸润灶。荧光素染色可呈阴性或仅有轻度染色。

这些患者在检查中经常呈现镜片配适过紧的情况。裂隙灯检查可见镜片移动度小,镜片紧束附着,镜下沉淀物及碎屑增加,镜片边缘棱角嵌入角膜上皮。摘镜后可见角膜散在点状或大面积点状荧光染色。另外一些体征包括:前房闪辉、内皮露滴和小滴、低度角膜新生血管化、上皮局灶水肿以及角膜干燥斑。

2）接触镜所致角膜周边溃疡（contact lens-induced peripheral ulcer,CLPU）：亦称培养阴性的角膜周边溃疡（culture-negative peripheral ulcer,CNPU），患者常出现轻到中度的异物感和不适感，伴有轻度的畏光流泪。体征为结膜和角膜缘充血，周边角膜溃疡。部分患者可有角膜上皮全层损伤，多为圆形，位于角膜旁中央，单个局限性前基质浸润。

另外尚有部分患者为无症状型的角膜浸润，可能为接触镜所致角膜周边溃疡病变的早期。即裂隙灯下可见角膜浸润，但可不伴上皮损伤，患者可无不适症状，称为无症状角膜浸润（asymptomatic infiltrates,AI）。

（3）处理：非感染性浸润性角膜炎的治疗和处理主要取决于患者的症状和体征。

1）在验配角膜塑形镜的过程中，交代患者，如出现眼红、异物感等不适症状时，尽量停戴镜片，待症状消失甚至复诊后再重新戴镜。

2）摘除镜片：大部分的患者可在镜片摘除后症状得到迅速缓解，但畏光流泪的症状可能会持续数小时。而角膜浸润可持续数周甚至数月。此时可局部应用抗生素眼水和抗生素眼膏涂眼，用以预防感染性角膜炎的发生。

需要就诊处理情况有：摘除镜片后仍严重眼部疼痛，浸润区上皮着染，严重前房闪辉，前房积脓，摘镜后持续严重结膜充血，或视力明显下降。予以局部应用抗生素眼水和抗生素眼膏涂眼，可加以角膜上皮营养生长因子应用。

症状较轻者，例如急性红眼反应、早期无症状的角膜浸润、培养阴性的角膜周边溃疡，可予停戴镜片，就诊复查，复查时间一般为一周，如患者伴有畏光流泪症状，可予用药治疗。如症状在3~4天仍未消除，甚至恶化者，应立即接受临床治疗。角膜刮片微生物培养对鉴别感染性及非感染性角膜炎非常重要。在培养结果出来之前，应以广谱抗生素滴眼液和眼膏为主，如角膜上皮完整者可根据情况适当应用激素性滴眼液等。如伴有前房反应重的患者，可点用散瞳剂以预防瞳孔并发症出现。

3）一般非感染性浸润性角膜炎的治疗效果较好，结膜充血及畏光流泪等症状均在48小时内消退，而浸润灶则在2~4周内消退。个别病例则需数月。排除致病诱因后，浸润消退及其他体征和症状消失，可予再次配戴角膜塑形镜。

（二）感染性浸润性角膜炎（contact lens-induced microbial infiltrative keratitis, CL-MIK）

感染性浸润性角膜炎，顾名思义，是由配戴角膜塑形镜感染的各种病原微生物，如细菌、病毒、真菌或阿米巴等所致。虽然，此病发病率较低，但因其对角膜的破坏力大，常对视力造成不可逆的损伤，遂应加以重视。感染性浸润性角膜炎是配戴接触镜最严重的并发症，严重时可表现为：角膜溃疡和前房积脓；角膜穿孔；继发青光眼；最后导致视力完全丧失。

配戴角膜塑形镜最常见的感染性角膜炎的病原微生物是铜绿假单胞菌(革兰氏阴性菌)和棘阿米巴原虫。另外,尚有一些革兰氏阴性菌的感染,包括:沙雷氏菌、肠杆菌属、大肠埃希菌和克雷伯杆菌。偶尔也可从角膜浸润灶中分离出革兰氏阳性菌(包括:金黄色葡萄球菌和表皮葡萄球菌)。目前尚未有证据和文献报道真菌性和病毒性角膜浸润和角膜溃疡与配戴角膜塑形镜有直接的关系,但可见有偶发病例。

1. 铜绿假单胞菌　其污染源常来自无防腐剂的生理盐水、过期的护理液、长期不清洁的眼镜盒、长期不用的软镜及污染的镊子等。铜绿假单胞菌的毒性较强,但侵袭力很弱,只有在角膜上皮破损时才会继发感染。因为在完整的角膜上皮表面,铜绿假单胞菌能同上皮细胞表面的多糖-蛋白质复合物(也含有的粘蛋白分子)结合,这种结合阻止它进一步黏附上皮。铜绿假单胞菌侵入角膜上皮细胞后在细胞内进行复制,通过毒性作用杀死宿主细胞或不杀死细胞,通过宿主免疫反应引起病变。而宿主免疫系统的作用因子和多数抗生素都无法进入上皮细胞;因此,两者都不能作用于铜绿假单胞菌。铜绿假单胞菌产生的蛋白溶酶和溃疡组织释放的胶原溶酶对角膜板层具有很大的溶解和破坏作用,因此,本病的病情发展极快,常因不及时治疗而波及整个角膜。

(1)症状和体征:患者畏光、流泪明显,眼睑痉挛,疼痛剧烈,视力急剧下降,且有黏稠黄绿色分泌物。

裂隙灯检查,早期可见较小的灰色浸润斑,一般<2mm,周围淡灰色水肿,球结膜充血水肿明显。浸润灶很快破溃为淡黄色溃疡面,迅速扩大,继而产生坏死,坏死物为绿色黏稠脱落物,溃疡面很快发展呈毛玻璃状,波及整个角膜,可能仅存周边2mm左右的角膜透明区。且发病早期即可出现房水混浊或前房积脓。继续发展可导致角膜穿孔。

(2)处理:及时摘镜,尽早行角膜溃疡面刮片进行微生物培养和药敏试验,以寻找敏感的抗生素。在微生物培养结果未出来之前,可采取诊断性抗生素治疗,例如:妥布霉素、高浓度的庆大霉素、多黏菌素B和磺苄西林等。前房反应重者,可加以散瞳剂应用,以预防瞳孔后粘连。治疗后期,荧光素染色呈阴性后,为了促进吸收,减少瘢痕,可予以低剂量的激素眼水点眼。病情稳定后,如角膜瘢痕明显影响视力者可进行角膜移植术。

2. 棘阿米巴原虫　棘阿米巴原虫广泛生活在自然界中,空气、泥土、水中均存在,常在陈旧的镜片护理液或无防腐剂的生理盐水中查到。因为混合污染细菌,所以以细菌为营养的棘阿米巴原虫容易在这些地方生长。棘阿米巴原虫能从活动的滋养体转变成对化学环境具抵抗力的包囊形态。因此对于一般的抗生素、化学消毒剂、过氧化氢溶液、干燥及寒冷的天气,其均具有很强的耐受能力。所以在使用了受到棘阿米巴原虫污染的含有防腐剂的镜片护理液后发生的感染很难控制。

虽然棘阿米巴原虫的耐受能力很强,但其仍为条件致病微生物,即只在角膜上皮受损时才发生感染。且在宿主的抵抗力下降时加重。原虫的毒性反应和宿主对原虫的免疫性反应造成了角膜的浸润和坏死。感染伴发放射状角膜神经炎时,可导致眼痛。取病灶区标本刮片,行 Giemsa 或 Hemacolor 染色,可查找到棘阿米巴原虫的滋养体和包囊,采用间接免疫荧光抗体染色法亦可明确诊断。

(1)症状和体征:早期,患者自觉症状可为轻度的异物感和或伴有其他角膜刺激症状,视力可无改变或轻度视力下降。病情发展严重后疼痛较为剧烈,往往与体征不相符,视力急剧下降。大部分患者就诊时间较长,病情迁延,病程较长,可达数月。少数可在数天内即发展成典型表现。

病变早期,裂隙灯下角膜浅层可见点状混浊或假树枝状浸润,缓慢发展后变为旁中央区弧形或环形角膜浸润,再而发展成地图状、盘状溃疡,因此,易误诊为单纯疱疹性角膜炎。病变逐渐向角膜基质深层发展,病灶周围有弥散性角膜水肿,环周有卫星灶可有后弹力层皱褶角膜后沉着物及前房积脓及发生上皮反复剥脱,放射状角膜神经炎,后期可发展为角膜溃疡和角膜穿孔。

(2)处理:及时摘镜,尽早行角膜溃疡面刮片进行微生物培养和药敏实验,及早进行角膜炎的病原学检查,提高诊断率,争取早期治愈。双胍类是治疗的首选药物。代表药物有聚六甲基双胍和氯己定。但有报道使用大剂量聚六甲基双胍和氯己定产生耐药的临床病例。临床上常与双胍类药物和咪唑类药物联合用药。在临床上,也常使用甲硝唑氟康唑或自配氯己定溶液局部频繁点眼,配合反复角膜溃疡面清创处理;合并细菌感染者,可加选用相应敏感抗生素眼液局部点眼或全身应用。早期诊断不明确时,如按真菌性角膜炎治疗,病情可一度明显好转而后持续加重,如行刮片真菌检查则为阴性。治疗效果不明显时,可根据病变范围深度决定穿透性或板层角膜移植,术后继续口服抗阿米巴药物。一般严重患者,炎症控制痊愈后,角膜易留下不同程度的斑翳或瘢痕,病变区角膜变薄,视力影响严重者可行角膜移植术。由于原虫可移行到角膜基质层,包囊存活较久,炎症退行后仍需长时间局部用药并随诊。

由于棘阿米巴原虫角膜炎诊断和治疗相对较难,且病程较长,因此对该病的预防极为重要,应重视对角膜塑形镜配戴者的指导、教育。

3. 真菌性角膜炎　是一种由真菌引起的感染性角膜病变,致盲率极高。常因污染的无防腐剂的生理盐水护理镜片引发。湿热的环境条件可促使真菌在长期不用的镜片、眼镜盒和陈旧的护理液繁衍生长。在机体免疫功能失调时及角膜上皮缺损后,真菌可侵入造成感染。临床偶见真菌侵入缺氧水肿的完整的角膜上皮而发病病例。因其危害性大,故早期诊断和早期治疗至关重要。

引发真菌性角膜炎的致病真菌主要曲霉菌、镰刀菌、白色念珠菌、酵母菌和青霉菌等。其中以曲霉菌为最多见。其发病机制是在角膜局部繁殖,因其抗原成分引起局部产生超敏反应,使得组织浸润、坏死,进而形成角膜溃疡。

(1)症状和体征:因真菌无大量毒素释放,所以,此病症状相对较轻,病程缓慢。发病早期即可出现眼睑水肿,痉挛,畏光流泪等角膜刺激症状。眼睑结膜充血、发红、肥厚、粗糙不平,呈天鹅绒状。形成溃疡后症状可减轻,有少量黄色脓性分泌物。发展为角膜穿孔后患者疼痛症状甚至可更轻,但病人视力下降明显。

裂隙灯检查,结膜混合性充血严重,角膜灰白色,溃疡面干燥而粗糙,形状不规则,溃疡面周边可见散在卫星灶、伪足甚至浅沟。多数患者早期可发生虹膜炎症反应,前房混浊。部分可伴有内皮斑及前房积脓。创面上白色的菌丝苔垢经刮除后呈现透明状角膜组织。起病较缓慢,病程较长,症状体征分离。

(2)处理:真菌性角膜炎是严重的致盲性疾病,如果诊断与治疗不及时,会导致角膜穿孔、眼内炎、失明,严重者甚至行眼球摘除,给患者带来极大的痛苦,故早期诊断和早期治疗尤为重要。

及早进行角膜刮片,真菌培养和药敏试验,以选用敏感药物及加大浓度治疗。局部及全身予以抗真菌药应用,可予 0.2% 两性霉素 B、1% 克霉唑、咪康唑或 0.2%~0.5% 氟康唑滴眼,每 1~2 小时 1 次。睡前涂以氟康唑眼膏。结膜下注射或全身使用抗真菌药物,药物治疗应至少持续 6 周。并发虹膜反应等患者,在注意眼压变化情况下应予活动瞳孔。全身应用抗真菌药的患者,定期复查肝肾功能,防止肝肾功能损害,视病情调整用药。

(钟兴武 唐平)

第九章 特殊疑难问题处理方法

角膜塑形镜的验配并不像其他屈光矫正手段那样具有极可靠的成功率,主要原因有二,一则为镜片的常规设计未能涵盖适应所有配戴眼的条件,再则验配人员的经验和技术未臻成熟。二者之间没有明确界限,应该说角膜塑形镜验配的成败更多取决于镜片的材质、设计和制作工艺,若镜片的适应性更好一些,则可相对降低对验配技术的要求。

角膜塑形镜验配后的疑难问题大致表现分为两类,一类为验配过程不成功,主要见于镜片荧光素配适不理想、戴镜后角膜地形图异常,或不能克服的镜片偏位等;另一类表现为验配效果不成功,主要见于视力矫正不理想、持续性复视和眩光、反复发作角膜上皮剥脱和戴镜后夜间眼痛等。上述疑难问题可能互为因果或同时存在,试分述如下。

第一节 验配过程的疑难问题

在角膜塑形镜的验配过程中,根据平 k 值的测试结果选择相应的试戴片配戴后,常发现不能获得理想的荧光素染色图形,或持续性镜片偏位,以至于无法确定订单参数;或戴镜后角膜地形图异常,难以决定如何修正订单参数。需分析问题发生在配适弧还是反转弧。

一、配适弧的配适状态分析

1. 配适弧曲率参数的定量原则　已知角膜塑形镜的工作效率取决于配适弧与附着区角膜的平行接触(match fitting),二者的接触面越大,产生的附着张力越大,镜片的基弧才能越有效地定量压平角膜的光学区,从而矫正近视(图 9-1)

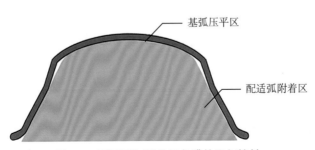

基弧压平区

配适弧附着区

图 9-1　配适弧与附着区角膜的平行接触

配适弧曲率的参数决定于附着区角膜的曲率,附着区角膜的曲率由角膜中心区的平 k 值推断,虽然配适弧的设计已充分考虑到角膜旁中心区曲率与角膜中心区曲率的差异,但在实际验配中仍然常见配适弧与附着区角膜不能平行接触的配适情况。

2. 影响配适弧配适状态的因素 角膜不规则的几何形态有两种形式,即角膜非球面形态(aspherical)和角膜环曲面(toric)形态,二者对镜片配适弧的配适均有影响。

(1)角膜非球面形态对于配适的影响

1)角膜非球面形态简析:大多数角膜面的中心区较弯曲,从中心至周边部越来越平坦,形成生理性椭圆弧面(图 9-2A),角膜地形图也验证了这一点(图 9-2B)。

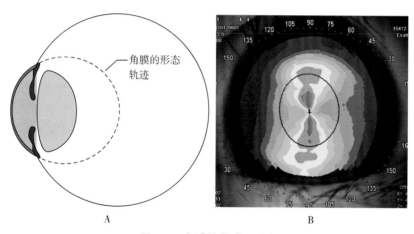

图 9-2 角膜的非球面形态

几何学用 e 值的量值定量非球面程度,常态角膜 $0 \leq e$ 值 <1,为椭圆形弧面,e 值越大表征角膜中心部越弯曲,理论上说角膜 e 值越大塑形空间越大,塑形过程相当于削平山头,角膜 e 值越小塑形空间越小,塑形过程相当于挖掘盆地。

2)根据角膜非球面程度修正试戴片配适弧参数:由于角膜 e 值越大,角膜中心区平 k 值与角膜配适弧附着区的曲率就会相差越大,根据角膜曲率仪测试的角膜中心区平 k 值选择试戴片配适弧参数误差就越大,因此建议在 e 值大于 0.5 时,可适当将首片试戴片参数平坦 0.25D。

然而角膜地形图仪提示的 e 值通常设置为 45° 子午向测试值,移动鼠标,可知角膜各子午向的 e 值均不相同,由于角膜地形图提示的 e 值不能精确反映角膜的平均非球面程度,有人提出从角膜曲率仪测试的平 k 值间接判定 e 值,认为平 k 值越大,角膜 e 值就会越大,可适当将首片试戴片参数平坦 0.25D。

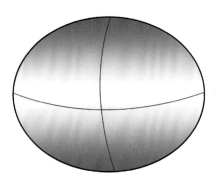

图 9-3　角膜的环曲面形态

（2）角膜环曲面形态对于配适的影响

1）角膜环曲面形态简析：大多数角膜面的中心区一个子午线较平坦，与之垂直的另一个子午线较弯曲，使角膜成为球柱面屈光界面，以平坦子午线方位为柱镜轴向（图 9-3）。

由于角膜两个主子午线方向的弯度不同，镜片的配适弧与角膜平子午线方向紧密附着，弯子午线方向与之间存有间隙，泪液可以沿着角膜弯曲子午线方向逸入镜片下面，使镜片与角膜间的流体张力下降，影响镜片的塑形效率。

2）根据角膜环曲面修正试戴片参数的方法：由于角膜曲率仪提示的角膜柱镜表征角膜几何中心 3mm 范围的主子午线焦度差，配适弧附着区角膜主午线角膜曲率的落差实际没有那么大，经验证实参照角膜曲率仪测试值，每 1.00D 角膜柱镜，可适当将首片试戴片参数弯曲 0.25D。

当然在角膜柱镜≥1.50D，或常规设计的试戴片不能获得理想镜片配适时，可试选择用配适弧环曲面设计的试戴片进行试戴。

3. 配适弧的配适状态类型　配适弧的配适状态只有中跨位、高跨位和低跨位三种可能。

（1）中跨位

1）静态配适：中跨位（match riding）表现为配适弧与同区角膜紧密平行接触，荧光素染色形成完整宽大的环形无荧光暗区；基弧在内向附着张力的作用下对于角膜中心区产生充分的压力力，形成直径 4.0~5.0mm 的无荧光暗区，反转弧形成 1.0~1.5mm 较细的荧光素充盈环，边弧区形成 0.5mm 荧光素充盈环，典型荧光素图形呈双环形（double rings），如图 9-4 所示。

2）动态配适：中跨位镜片居中或偏位≤0.5mm，瞬目移动量 1.0~2.0mm。

3）角膜地形图表现：中心光学区见直径 >4.0mm 较均匀的短波减焦区。反转弧对应区域见 1.5mm 左右的长波增焦区，塑形前角膜散光≤0.75D，增焦环完整，称为金环型（golden ring）图形（图 9-5A），各子午向矢面观镜片与角膜均呈中跨位（图 9-5B）。

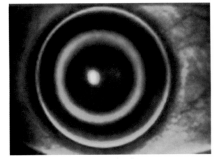

图 9-4　中跨位配适荧光素图形

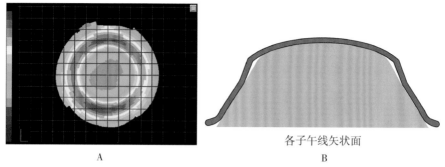

各子午线矢状面

B

图 9-5　金环型图形和矢状面图

　　塑形前角膜散光≥1.00D,增焦环断离为双弧状,称为双月型(double crescents)图形(图 9-6A),不同子午线矢面观反转弧下间隙大小不一致(图 9-6B1、B2)。

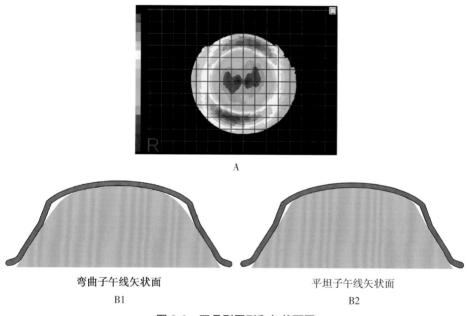

弯曲子午线矢状面

B1

平坦子午线矢状面

B2

图 9-6　双月型图形和矢状面图

　　4)临床表现:若屈光测试无误,基弧压平量充分,塑形视力≥0.8,主观屈光检查欠矫量≤-0.50D。塑形稳定后无复视和眩光。长期配戴无角膜染色。总矫正量与设计量相同或稍大。

　　5)处理方法:定期随访观察。

　　(2)低跨位

　　1)静态配适:低跨位(low riding)表现为配适弧比同区角膜弯曲,故配适弧

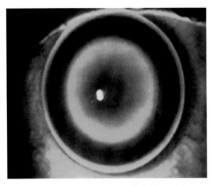

图 9-7　低跨位配适荧光素图形

外缘对角膜的附着力大于内缘,荧光素染色形成稍狭窄环形无荧光暗区,外侧缘锐利,内侧缘模糊;在配适弧直径不变的情况下,曲率过弯,矢深增加,使得基弧与角膜中心区接触面较小,形成直径 <3.0mm 的无荧光暗区,且压平面的边缘模糊;反转弧较宽大,形成 2.0~2.5mm 宽大的荧光素充盈环,边弧区形成较狭窄的荧光素充盈环。典型荧光素图形呈宽大,边缘模糊的反转弧(图 9-7)。

2）动态配适:低跨位镜片多数居中,但因配适弧附着力不足,也可能发生程度不等的偏位,且一旦偏位极易形成偏位轨迹,难以恢复正位。瞬目后镜片移动缓慢,移动量 <1.0mm。部分案例镜片下落迂曲,围绕角膜发生"公转"。

3）角膜地形图表现:低跨位若镜片居中,早期角膜地形图表现为中心小面积短波矫正区,周边形成宽大长波增焦环区,称为红环珠型(red ring pearl)图形(图 9-8A1),1~2 周以后中心区可见直径较大的短波减焦区,但在减焦区内可见程度不同的长波突起灶,酷似海洋中的岛屿,反转弧对应区域仍见完整的长波增焦环区,称为中心岛型(center island)图形(图 9-8A2),低跨位配适矢面观见镜片配适弧外缘与角膜接触,基弧对角膜中心区压平面积不足(图 9-8B)。

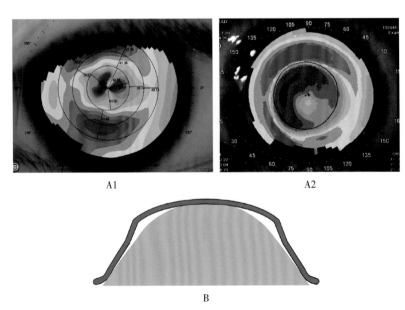

A1　　　　　　　　　　　　　　A2

B

图 9-8　中心岛型图形和矢状面图

4）临床表现：①低跨位配适限制镜片移动性，导致黏连性角膜上皮剥脱。形成不同程度的角膜周边压痕，或因反转弧外缘长时间锐性压迫形成局灶性角膜浸润、特发性角膜溃疡等并发症。②低跨位配适限制镜片下泪液与外界循环流通，由于二氧化碳和乳酸堆积，导致泪液酸化，戴镜 3~4h 后发生夜间眼痛。③低跨位配适反转弧外缘限制角膜组织外溢，而基弧对角膜中心区压力不足，可能塑形早期矫正视力很好，1 周后矫正视力迅疾降低，下午矫正视力尤差，继而在角膜光学区形成中心岛增焦灶，干扰塑形效果，使矫正量不同程度的低于设计量。塑形视力 0.2~0.7，始终有单眼复视或眩光，由于角膜存在获得性不规则散光，主观屈光测试常无法将视力提高至术前水平。

5）处理方法：若低跨位配适不伴发镜片偏位，可进行修正性二次试戴评估，酌情调整配适弧参数，使之平坦 0.25~0.50D。

（3）高跨位

1）静态配适：高跨位（high riding）表现为配适弧比同区角膜平坦，故内侧对角膜的附着力大于外侧，荧光素染色形成稍狭窄不完整无荧光暗区，瞬目后荧光素自下方灌入镜片与角膜之间，导致反转弧形成较宽大荧光环，且与下方配适弧相连，边界模糊；由于配适弧不能与角膜形成稳定附着并产生足够的附着张力，使得基弧与角膜接触面较小，在角膜中心区偏上方形成直径 <3.0mm 的无荧光暗区；反转弧较宽大，形成 2.0~3.0mm 宽大的荧光素充盈环，边弧区形成较宽大的荧光素充盈环。典型荧光素图形呈下方模糊开放的充盈区（图 9-9）。

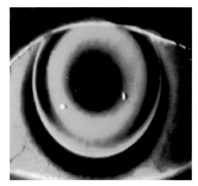

图 9-9 高跨位静态配适

2）动态配适：高跨位镜片多数表现为不同程度的配适偏位，少数轻度高跨位配适定位居中，但因附着张力较小，定位不够稳定。瞬目后镜片移动较快，移动量 >2.0mm。

3）角膜地形图表现：高跨位配适因镜片配适弧附着力不足，镜片多呈偏位，若镜片居中，中心区可见直径 2.0~3.0mm 的短波减焦区，反转弧对应区域形成 2.0~3.0mm 完整宽大的低度增焦环区，称为绿环珠型（green ring pearl）图形（图 9-10A）。高跨位配适矢面观见镜片配适弧内缘与角膜接触，基弧对角膜中心区压平面积不足（图 9-10B）。

4）临床表现：轻度高跨位配适若不偏位，配适弧缺乏足够的塑形张力，主要依赖睡眠时眼睑的压力进行塑形，故发生矫正不足，塑形视力 0.2~0.7，主观屈光测试欠矫量 ≥–0.75D。

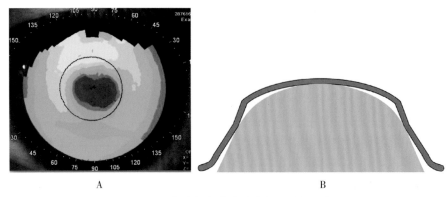

图 9-10 高跨位角膜地形图和配适矢面观

5）处理方法：进行修正性二次试戴评估，酌情调整配适弧参数，使配适弧参数弯曲 0.25~0.50D。

二、反转弧的配适状态分析

1. 反转弧曲率的补偿作用原理 角膜塑形镜的工作原理是利用镜片基弧对角膜中心区定量压平（planish）来完成的，这就要求镜片的基弧较角膜中心区平坦，当镜片的中心部较角膜同区平坦时，镜片的周边部就会翘离角膜，使镜片无法与角膜稳定附着，故需使位于镜片旁中心部的反转弧曲率适度弯曲，使之补偿抵消基弧曲率的平坦度，只有这样镜片内曲面周边部才能降落回归到角膜表面，位于镜片的周边部配适弧才能与角膜间产生附着张力（图 9-11）。

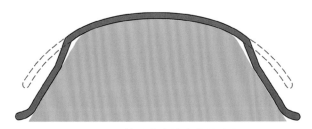

图 9-11 反转弧曲率的弯曲补偿作用

2. 反转弧补偿需求量的分析 理想的反转弧补偿是指在基弧充分的压平角膜中心区的情况下，反转弧适当弯曲后其外缘恰好能接触角膜面，若将基弧和反转弧涵盖的范围称为治疗区（treatment area），反转弧补偿量值应该由治疗区角膜的矢深 s 和直径 d 的比值 u 决定（图 9-12），u 称为反转弧的补偿系数（compensation coefficient），与反转弧的曲率焦度正相关。

$$u=s/d \qquad\qquad 公式 9\text{-}1$$

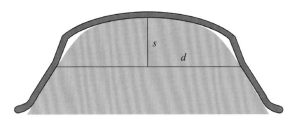

图 9-12　反转弧的补偿系数 u 值

治疗区角膜的矢深 s 由角膜偏心率 e 值决定,直径 d 可由角膜水平径 d 推断,角膜偏心率和角膜水平径均存在着个体差异。虽然反转弧补偿需求定量应与基弧曲率的平坦量正相关,但因不同角膜存在着形态上的个体差异,即使基弧曲率的平坦量相同,不同的角膜对于反转弧的弯曲补偿需求量也不相同。多数角膜塑形镜的设计方案已考虑到使反转弧的补偿系数 u 值适应人群绝大多数角膜,但仍然有少数配戴者角膜不能适应常规设计角膜塑形镜的反转弧补偿量值。

3. 反转弧的配适状态异常类型　反转弧的配适状态异常主要表现为跨越位和游离位两种。

(1)跨越位

1)静态配适:跨越位(vaulting)配适的配适弧与同区角膜完整稳定接触,形成宽大无荧光暗区;但由于镜片反转弧补偿过度,基弧与角膜中心区无接触面或接触面较小,基弧区形成荧光素蓄积,或形成反转弧极宽大荧光素染色环(图 9-13)。

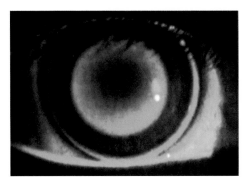

图 9-13　跨越位静态配适

2)动态配适:由于有良好的配适弧附着,跨越位配适镜片定位居中或偏位≤0.5mm,瞬目移动量 1.0~2.0mm。

3)角膜地形图表现:跨越位配适表现为较大面积的中心岛,与低跨位地形图相近,只是中心岛的面积占中心短波减焦区的60%~80%,中心岛表现为长波增焦灶,环绕小面积短波减焦区,周边有反转弧增焦环痕迹,形似张口伸舌,故称为舌状(tongue)图形(图9-14A)。配适矢面观可见镜片配适弧与角膜平行接触,而基弧跨越角膜中心区(9-14B)。

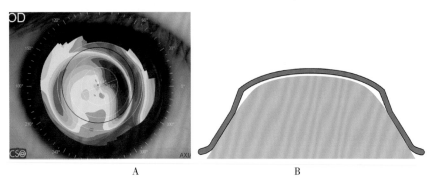

图9-14 跨越位角膜地形图和配适矢面观

4）临床表现:由于反转弧补偿过度,基弧对角膜中心区压力微弱,故在角膜光学区形成较大面积增焦灶,塑形效果较差,塑形视力0.2~0.4,始终有单眼复视或眩光,由于角膜存在获得性不规则散光,主观屈光测试常无法将视力提高至术前矫正水平。

5）处理方法:由于基弧区荧光素蓄积,角膜地形图显示为中心去拱顶图形,跨越位配适很容易被误诊为低跨位配适。但修正性试戴评估,将试戴片调整为平坦0.25~0.50D以后,发现配适弧呈高跨位配适,而基弧区荧光素蓄积始终不能改善,故镜片的常规设计规格无法纠正跨越位配适。

跨越位配适是由于配戴眼角膜治疗区直径过大,矢深过小,导致常规设计的镜片反转弧补偿过度,因此可试增大基弧直径(图9-15A),或减少反转弧的弯曲度(图9-15B)来改善配适,因改变镜片的总直径的自由度很小,最简单的方法是将反转弧的曲率焦度降低0.125D或0.25D。

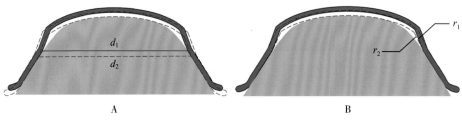

图9-15 跨越位配适的修正方法

（2）游离位：

1）静态配适：游离位（freeing）配适基弧区大量荧光素蓄积，基弧与角膜接触面≤2.0mm，反转弧呈≥3.0mm的宽大荧光素染色环，反转弧下方荧光素蓄积充盈似高跨位，但瞬目后可见荧光素自各方位逸入镜片下（图9-16）。游离位配适的典型特征表现为荧光素排空极快，常不能维持1分钟。

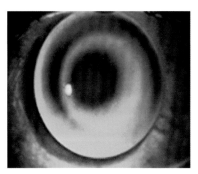

图9-16　游离位静态配适

2）动态配适：游离位镜片表现为片位不定或偏位，瞬目后镜片移动量>2.5mm。部分案例镜片下落受上眼睑控制，速度先慢后快，并以角膜中心为支点发生"自转"。

3）角膜地形图表现：游离位配适的角膜地形图表现为无定形礁石状长波斑块，称为礁石状（skerry）图形（图9-17A）。配适矢面观可见镜片配适弧与同区角膜无接触，基弧中心与角膜接触面积小（图9-17B）。

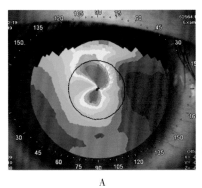
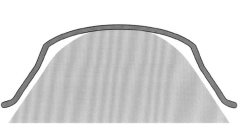

A　　　　　　　　　　　　　　　B

图9-17　游离位角膜地形图和配适矢面观

4）临床表现：由于反转弧补偿不足，配适弧不能整体接触角膜面形成附着张力，故基弧对角膜中心区压力微弱，塑形效果较差，塑形视力0.2~0.4，下午矫正视力尤差。受眼睑压力影响,镜片上下翘动,可使角膜形成大致为水平轴位的增焦柱镜。始终有单眼复视或眩光,由于角膜存在获得性不规则散光,主观屈光测试常无法将视力提高至术前矫正水平。

5)处理方法:由于瞬目后荧光素逸入镜片下,且镜片移动量偏大,游离位配适很容易被误诊为高跨位配适。但进行修正性试戴评估,将试戴片调整为弯曲0.25~0.50D以后,发现配适弧呈低跨位配适,而基弧区仍旧有荧光素蓄积,反转弧仍然为>2.5mm的荧光素环,故镜片常规设计规格无法纠正游离位配适。

游离位配适是由于配戴眼角膜治疗区直径过小,矢深过大,导致常规设计的镜片反转弧补偿不足,因此可试缩小基弧直径(图9-18A),或增加反转弧的弯曲度(图9-18B)来改善配适,简单的修正方法是将反转弧的曲率焦度增加0.125D或0.25D。

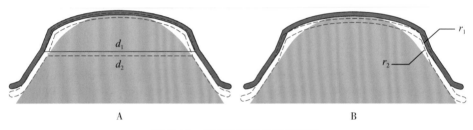

图9-18 游离位配适的修正方法

三、镜片偏位分析

1. 镜片偏位的原因 镜片偏位是角膜塑形镜验配中最常见的疑难问题之一,导致镜片偏位的因素主要为眼睑力和眼睑位置、角膜形态和镜片配适等,但常见于上述多重因素同时存在。

(1)眼睑因素:角膜塑形镜的内曲面中心区域与角膜的形态不吻合,削弱了镜片与角膜的附着张力,若配戴者眼睑力偏大且不均衡,或睑裂位置偏上或偏下,则在眼睑的推移作用下,很容易导致镜片偏位。

1)颞下偏:镜片几何中心偏向颞侧0.5~1.5mm,下方约0.5mm较为常见。主要因为上眼睑张力鼻侧大于颞侧,若眼睑力较大则瞬目后镜片就会向颞下方偏位。

2)下偏:瞬目后镜片自然下垂,越过中间位下边缘与角膜缘相切,或下边缘越过角膜缘约0.5mm。主要因为睑裂位置偏下(图9-19A),上眼睑将镜片向下推移,下眼睑不能限制镜片下垂。

3)上偏:瞬目后镜片缓慢上移,上方部分镜片越过上睑缘。主要因为睑裂位置偏上(图9-19B),下睑缘将镜片向上推移。

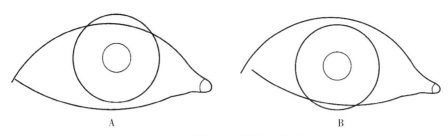

图 9-19　睑位对于镜片偏位的影响

（2）角膜因素

1）角膜嵴偏位：角膜最弯曲的部分称为角膜嵴（corneal crest），从角膜地形图的测试结果可知，并非所有的角膜最弯曲的部分均位于几何中心，角膜嵴所在的位置即形成局部球面体系，镜片的基弧必然会以自身的球面体系去追寻角膜嵴所在的位置，导致镜片偏位。多数角膜嵴位于角膜颞下方或下方（图 9-20A），故角膜因素引起的镜片偏位常见于颞下偏，但也有角膜嵴位于角膜上方（图 9-20B），使镜片向上方持续性偏位。

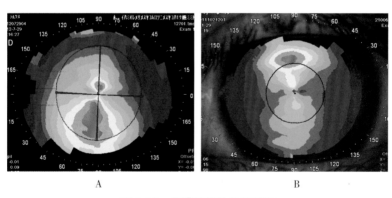

图 9-20　角膜嵴偏位的地形图

2）角膜环曲面：若角膜面呈较高度的环曲面，因镜片的球面形配适弧与环曲面角膜无法形成完整的接触面，使镜片的附着面减少 20%~40%，镜片的内向张力降低，则镜片容易受眼睑因素影响发生偏位（图 9-21）。

（3）镜片因素：如前所述，镜片的配适弧若没有与角膜形成中跨位配适，各种配适异常均导致镜片与角膜之间的附着张力不足，镜片在泪液上漂移，无论是上述眼睑因素还是角膜因素影响镜片的定位，镜片就很容易偏位。高跨位配适、游离位配适以及角膜高度环曲面引起镜片偏位的概率较高，低跨位配适受角膜因素的影响也常常发生偏位。

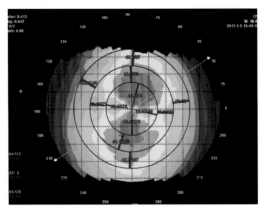

图 9-21 角膜环曲面的地形图

2. 镜片偏位的表现 镜片偏位后与角膜之间失去了主要的配适附着关系，戴镜后表现为角膜地形图异常和视觉异常。

（1）配适状态分析：镜片偏位方向形成偏位轴，与偏位轴相垂直的方向称为垂直轴（图 9-22）。

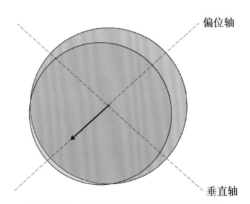

图 9-22 偏位镜片的偏位轴和垂直轴

沿垂直轴观察配适状态的矢状面，见镜片基弧偏离角膜中心，根据镜片配适弧的跨位高低不同与角膜形成大小不等的偏位接触面，反转弧与角膜面形成低径间隙和高径间隙（图 9-23A）；沿偏位轴观察配适状态矢状面可见到配适弧被不同程度架空（图 9-23B）。偏位角膜地形图可以清晰地显示上述配适状态（图 9-23C）。

中轻高跨位偏位，角膜地形图可见短波减焦区偏离角膜中心，压平直径达 3.0~4.0mm，反转弧形成酷似新月形的长波增焦区，红色新月图形中间见绿色反转弧外缘压迹，称为新月形（crescent）图形，矢面观见镜片偏位，基弧与角膜接触面仍较大(图 9-24A)。重度高跨位则见红色新月图形变小,月牙尖角处变钝(图 9-24B)。

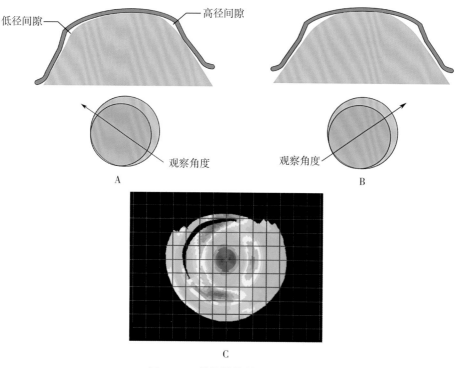

图 9-23 偏位镜片的配适状态

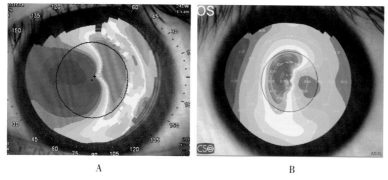

图 9-24 高跨位配适偏位角膜地形图

　　轻度低跨位偏位,中心区可见椭圆形低矫减焦区,反转弧形成椭圆形长波增焦区,形似鞋底,称为鞋底型(sole)图形,基弧与角膜接触面较小(图 9-25A);中度低跨位偏位,中心区可见窄长低矫减焦区,反转弧形成相对应的弯弧和斑块长波增焦区,形似弯月和星星,称为星月型(star & crescent)图形(图 9-25B);重度低跨位偏位,中心区无减焦区,可见酷似飞机形的长波增焦区,称为飞机型(airplane)图形(图 9-25C)。

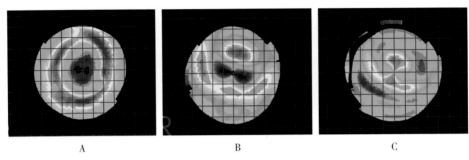

图 9-25　低跨位配适偏位角膜地形图

(2)临床表现:

1)矫正视力不良:从上述分析可知镜片偏位以后配适弧与角膜之间已无预期的附着张力,镜片漂移偏位,甚至部分镜片偏出角膜缘,镜片依赖远侧缘与球结膜形成限制性定位,角膜旁中心区形成倾斜塑形区,表现为不同程度的像散性散光,屈光测试可检出 ≥−1.00D 获得性散光。且因塑形中心偏离角膜中心,影响塑形效率,使矫正量不同程度的低于设计量。部分高跨位案例因角膜缘限制了镜片偏位程度,远侧配适弧与角膜边缘形成姑息配适,仍然可以有较好的矫正视力。

2)复视和眩光:镜片偏位导致角膜光学区不规则性散光,使入眼光线发生不同程度散射,发生单眼复视、眩光,部分配戴者主诉目标物对比度下降,有灰白色雾视感。镜片偏位导致角膜倾斜,诱发棱镜效应,可形成双眼融像性疲劳,甚至双眼复视。

3)低跨位配适偏位使得镜片反转弧外缘在角膜上形成压痕,长时间配戴形成偏位轨迹,使得试戴评估时不同参数的试戴镜片均停留在偏位状态,难以获得理想的配适弧修正参数。

3. 镜片偏位的处理方法　镜片偏位若是由于配适不当所致,较容易修正;若是由于配戴眼条件所致,则很难完全达到理想的居中定位。

(1)镜片偏位原因的鉴别:

1)配戴试戴片 10~15 分钟以后,至镜片与眼环境达到稳定状态,用双手拇指轻轻撑开配戴者上下眼睑,若镜片能够稳定的回到居中位,则证实镜片的偏位是由于眼睑因素所致;若镜片仍然位于偏位状态,则证实镜片的偏位是由于角膜峰偏位所致,可参考配戴眼塑形前的角膜地形图加以判断。

2）在被测眼内滴入荧光素钠染色剂,仔细观察镜片的静态配适,若有任何高跨位、低跨位、跨越位或游离位配适状态,或因角膜环曲面导致配适不稳定等,均可能是镜片偏位的诱发因素。

（2）镜片偏位的修正:

1）若镜片偏位是由配适不当所致,高跨位或低跨位可适当修正配适弧试戴参数,跨越位或游离位则应考虑修正反转弧订单参数,同时适当增加镜片的总直径至 10.8~11.0mm。

2）若镜片偏位是由眼睑因素所致可考虑适当将配适弧参数弯曲 0.125D,或增加镜片的总直径,以增加镜片与角膜之间的矢深张力来克服眼睑力的影响;若镜片偏位是由角膜嵴偏位所致,则需增加镜片总直径至 10.8~11.0mm,利用角巩膜缘限制镜片过度偏移。

3）对于一些顽固性镜片偏位,在基弧配适合适的情况下,将镜片总直径逐量增大至 11.0~11.8mm 是唯一可行的方法,增大镜片的矢深同时增大配适弧面积,可最大限度增加镜片的内向合力,使镜片维持在相对居中的位置。

4）若低跨位配适同时伴发镜片偏位,则需停戴 1~2 周,俟角膜偏位轨迹消除再进行修正性试戴评估,否则试戴片始终停留在前次戴镜形成的偏位压痕中。

第二节　验配效果的疑难问题

配戴角膜塑形镜以后,可能发生矫正效果不理想或由于各种原因不能坚持戴镜,可能发生于矫正近期,也见于矫正成功数月,甚至数年以后。兹将验配效果的疑难问题大致分为两类,一类是戴镜导致的视觉异常,另一类是戴镜导致的角膜损伤或眼部不适。

一、戴镜导致的视觉异常

1. 视力矫正不良　配戴角膜塑形镜最常见的疑难问题是戴镜以后矫正视力始终不能令配戴者满意,占矫正不成功案例的 70% 以上。

（1）原因分析:各种导致基弧对角膜中心区压平量不足的因素都能导致矫正视力不良。

1）高跨位配适:高跨位镜片由于配适弧与角膜间的内向附着张力不足,则镜片的基弧对角膜的压平不足;加之镜片容易偏位使压平区中心偏离角膜光学中心,不能与角膜产生共轴屈光效应(图 9-26A)。

2）低跨位配适:低跨位镜片由于配适弧外缘与角膜嵌合,配适弧矢深偏大,镜片基弧无法足量下落压平角膜,久之发生角膜光学区中心岛型增焦灶,进一步干扰矫正质量(图 9-26B)。若低跨位镜片发生偏位,则发生角膜光学区飞机型增焦灶,矫正视力尤差。

3）角膜环曲面:角膜散光度超过 1.50D,由于配适弧与角膜面的接触面不足,不能产生足够的内向附着张力,则镜片的基弧对角膜的压平不足,加之泪液通过角膜弯曲子午向灌入镜片下,镜片下不能形成相对密闭的塑形腔隙,无法利用泪液的流体静力使反转弧下的角膜增焦,影响塑形效果(图 9-26C)。

4）跨越位配适:跨越位镜片因配适弧与角膜附着区完整紧密接触,反转弧补偿过度,基弧无法足量下落压平角膜,久之发生角膜光学区中心大面积拱顶增焦,使矫正效率下降(图 9-26D)。

5）游离位配适:游离位配适因镜片反转弧补偿不足,配适弧对角膜无完整附着,不能产生内向附着张力,基弧无法对角膜中心区产生压力,塑形的效果主要依赖睡眠时眼睑的压力完成,故矫正效率不足(图 9-26E)。

6）基弧欠矫:验光师习惯于在屈光测试时近视欠矫;或者处方有较大的近视散光,而订单按照球镜参数定量基弧曲率;或者近视焦度≥−5.00D,采用常规设计方案按照 −5.00D 定量基弧曲率;或者常规设计方案预设基弧曲率预置过矫 −0.75,但有案例角膜复原量较大,摘除镜片后,角膜压平区复原量超过预置过矫焦度,以上各种情况均表现为镜片动态配适居中,移动量适度,静态配适荧光素图形为标准中跨位,角膜地形图显示为金环型图形,但矫正视力仅为 0.3~0.7,由此可知荧光素图像良好只提示塑形效率高,不保证矫正足量,角膜地形图良好只提示镜片定位好,不说明矫正充分(图 9-26F)。

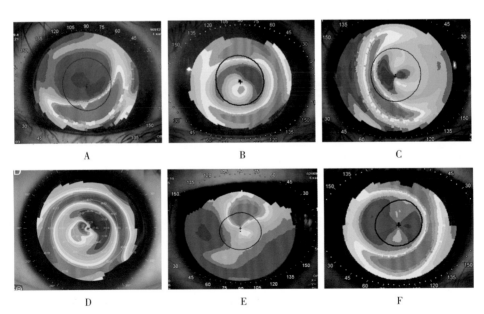

A

B

C

D

E

F

图 9-26　视力矫正不良的地形图表现

（2）临床表现：视力矫正不良的种类繁多，分述如下。

1）矫正不足：戴镜 2 周以后，晨间视力≤0.5，且戴镜 5~7 天以后矫正视力无显著进步，屈光测试欠矫≥-1.00D，结合柱镜矫正，矫正视力可达到术前水平。

2）矫正缓慢：戴镜 2 周以内，矫正视力达到 0.6~0.7，屈光测试欠矫≤-0.75D，其后坚持戴镜 1~3 个月，视力逐渐达到≥1.0。

3）矫正不稳：戴镜 1 周以内矫正视力达到 1.0~1.2，其后矫正视力迅速下降至 0.2~0.4，屈光测试不能矫正至术前的视力水平，继续戴镜 1~2 月视力仍然无显著提高。

4）矫正维持不良：戴镜 1 月以上，晨间视力 1.0~1.2，晚间视力下降至≤0.5，晚间屈光测试欠矫≥-1.00D。

5）矫正减退：戴镜数月，矫正视力始终为 1.0~1.2，在坚持戴镜的情况下，矫正视力忽然降低为 0.5~0.7，且有眩光或复视。或者坚持戴镜 1~2 年，矫正视力始终为 1.0~1.2，矫正视力逐渐降低为 0.6~0.8，屈光测试欠矫≥-0.75D。

（3）处理方法：应该理解并不是每一个角膜塑形镜配戴者均能获得 1.0 或更好的矫正视力。

1）采集配戴史：耐心询及戴镜经过，初步分析矫正视力不良的诱因。

①戴镜后短期视力矫正不良大致与镜片配适相关。

②戴镜数月矫正视力良好，忽然发生矫正视力降低，可能与镜片下气泡相关，需停戴 3~5 日重新戴镜。

③戴镜 1 年以上，矫正视力逐渐降低与戴镜不规律，或近视程度发展相关。

2）分析角膜地形图：戴镜后短期视力矫正不良，可根据晨间角膜地形图的类型进行欠矫鉴别，初步判断配适不良的类型。

3）屈光测试：进行规范的二次验光。

①晨间摘镜后即刻进行屈光测试，分析欠矫量。

②若因塑形异常诱发获得性不规则散光，视力无法矫正到术前水平，则只有停戴镜片 2~3 周，待角膜复原后，再进行屈光测试。

4）修订配镜参数：认真地进行二次试戴。

①判断适当的配适弧曲率，根据评估结果增减配适弧曲率参数。

②若诊为跨越位配适或游离位配适，根据评估结果增减反转弧曲率参数。

③若镜片存在偏位，且已经形成角膜面偏位轨迹，则只有停戴镜片 2~3 周，待角膜复原后，再进行二次试戴。

④若纠正镜片的配适弧参数后镜片仍然存在偏位，可适当增加试戴片直径，直至镜片定位相对居中。

⑤若戴镜后短期视力矫正不良，或戴镜 1 年以上矫正视力逐渐降低，而配适状态和角膜地形图均无异常，可根据晨间摘镜后屈光测试的欠矫量直接修正基

弧矫正焦度,不必等待角膜复原再进行屈光测试。

5)观察随访:以下情况不建议修正镜片参数,可继续戴镜观察矫正效果。

①初次戴镜2周内矫正视力不理想。

②初次戴镜2周以后矫正视力达到0.6以上,且配适评估和角膜地形图无显著失误。

③戴镜数月矫正视力良好,忽然发生矫正视力降低2~3行。

2. 复视 复视是角膜塑形常见的合并症,有些轻微的复视可以通过配戴者视心理机制逐渐适应和忽略,但严重的复视可使配戴者难以坚持戴镜,必须加以处理。

(1)原因分析:在镜片的作用下角膜面形成了获得性偏轴光学因素,对于眼的生理性屈光系统产生干扰。

1)塑形早期:角膜塑形镜配戴早期,尽管配适良好,但因摘镜后角膜发生不定量形态弹复,角膜中心产生小于瞳径的塑形减焦区,可诱发双焦效应和眩光效应。

①目标光线入射塑形不足的角膜,由于塑形区和未塑形区形成双焦效应,塑形区边缘影像通过光学折射在未塑形区出现,形成单眼复视(图9-27A)。

②外界光线入射塑形区的边缘产生弥漫性散射,散射光加入正前方的目标影像光线,产生干涉效应,使注视目标的对比度下降,同时诱发视网膜感光阈值升高,形成感光钝化,称为失能性眩光(图9-27B)。

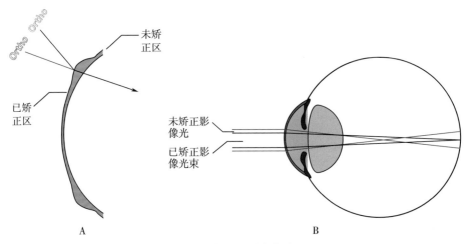

图9-27 复视和眩光的致因

2)低跨位和跨越位配适:这两种配适状态有共同的特点,镜片基弧不能足量抵达角膜面,对角膜中心区产生压平塑形,而配适弧与角膜外围紧密附着,使得角膜组织堆积在角膜光学区,形成中心岛或大面积拱顶。由于角膜中心区存在无规律的减焦区和增焦区,成为球镜、柱镜和棱镜多焦不规则光学界面,同时诱发复视和眩光。

3)高跨位和游离位配适:这两种配适状态有共同的特点,镜片大多数发生偏位,基弧在角膜非中心区压平塑形,与角膜形成了非共轴减焦区,由于塑形区的棱镜效应,使注视目标移位,发生双眼复视。若镜片偏位较大,加之塑形压力不足,使得偏位的塑形减焦区边缘进入瞳孔区,则发生单眼复视和眩光。

4)瞳径偏大:戴镜眼瞳孔直径在低照度条件下≥6.0mm,在裂隙灯直接投照条件下≥4.0mm,都有可能发生角膜塑形后的复视和眩光。

5)散光眼近视欠矫:角膜塑形镜矫正散光的效果有限,通常是矫正近视的球面焦度后,利用散光眼史氏光锥最小弥散圆来改善视力的。当散光眼发生近视欠矫时,两条散光焦线像均位于角膜前方,形成两个子午焦像面,即可诱发复视(图9-28)。

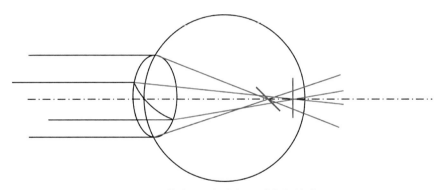

图9-28 散光眼近视欠矫导致复视的致因

(2)临床表现:复视表现为同一目标光线进入注视眼分离为两个或多个影像。

1)单眼复视:摘除镜片后,戴镜者诉大的注视目标边缘重叠,小的注视目标形成双像或多像,一个影像较清晰,其余影像稍暗淡模糊,在检查视力时,视标的分离可诊断。下午随着视力下降,复视逐渐减轻。若为初戴者,随着戴镜的积累矫正,复视逐渐减轻或消失。

2)眩光:摘除镜片后,注视野灰白眩目,1~2小时后逐渐适应,但用强光侧照角膜仍可诱发。若为低跨位和跨越位导致的眩光,则发生角膜不规则光学界面,屈光测试无法达到术前的视力矫正水平。

3)双眼复视:由于镜片偏位导致的减焦区棱镜效应使注视目标影像移位,理论上可能诱发双眼复视,但绝大多数年幼配戴者均有极好的融像功能,虽双眼镜片的偏位向相反,配戴者仍可发挥注视差异功能使双眼融像。但因融像需求诱发的眼位改变可导致视觉疲劳,尤其在长时间注视近目标时,配戴者诉眼胀、头痛、间歇性复视。

（3）处理方法:配戴角膜塑形镜或多或少会发生复视和眩光,若长期不能消除则需改善镜片的配适。

1）观察随访:若配适可以接受,戴镜后4周内的复视和眩光均可能在戴镜的过程中逐渐消失,或被配戴者所适应,因此不需要特别处理方法。

2）调整配适:根据地形图分析镜片的异常跨位类型,进行必要的配适调整,可望改善症状。

3）增加基弧直径:瞳径偏大的配戴者,因习惯于注视大瞳径视野,若基弧压平区小于瞳孔直径,很难让其适应并忽略复视症状,可试将基弧直径增至6.5~7.0mm。

4）增加矫正量:经验证实对于不明原因的复视,增加0.50~0.75D基弧压平焦量是有效的方法,因为低度远视诱发的调节可适度的缩小瞳径,减少复视发生的概率。

二、戴镜导致的眼部不适

1. 角膜上皮损伤　角膜塑形镜导致的角膜并发症将由专辟章节阐述,兹仅就角膜上皮损伤影响持续戴镜矫正进行分析。

（1）原因分析:角膜塑形镜不同于其他角膜接触镜之处在于镜片的内曲面大部面积与角膜曲度不同,对角膜局部产生压力,是为角膜上皮损伤的主要致因。

1）镜片材料:角膜塑形镜材料的透氧性和湿润性均对角膜上皮损伤的影响很大。因为角膜塑形镜大部分时间在夜间配戴,故发生以下情况。

①睡眠时眼睑的覆盖影响了角膜的氧供,角膜的氧代谢主要依赖睑结膜血管内氧饱和度高的血液通过被动运载的形式传递给泪液,再由泪液作为介质提供给角膜上皮,若镜片的透氧性能不足,透氧系数Dk值≤80,则角膜发生低氧代谢或无氧酵解,角膜上皮层水肿软化,镜片的压力很容易诱发角膜上皮损伤。

②睡眠时很少发生瞬目,镜片长时间相对稳定的定位于角膜固定位置,若镜片的湿润性能不足,湿润角>40°,则镜片内曲面凸出的位置逐渐与角膜淤着,当镜片再次移动时,很容易将角膜上皮撕脱。

2）镜片偏位:角膜塑形镜的内曲面虽与角膜面形态大部不吻合,但若镜片的配适良好,则只有角膜中心部受到镜片基弧的适量压力,且因基弧的压平面较大,镜片的压强有限,角膜上皮不应该发生损伤。分析镜片内曲面,只有反转弧与配适弧的交界为凸起汇结,称为切面汇结(tangential junction),若镜片偏位,则切面汇结就会对角膜局部产生锐性压迫,由于面积小,压强值很大,很容易产生汇结轨迹(junction trajectory),并诱发轨迹区上皮损伤。

3)高度近视矫正:角膜塑形镜是依赖基弧对角膜光学区定量压平来完成近视矫正的,若矫正焦度≤−5.00D,镜片配适良好,则角膜中心区受力微弱。随着矫正焦度增加镜片基弧对于角膜中心区的压力也增加,且高度近视的矫正镜片设计倾向于轻度低跨位,取镜片下的泪液循环产生足够的流体静力,增加塑形力度,故常造成角膜中心区上皮损伤。

4)其他因素:配戴角膜塑形镜导致的角膜上皮损伤常常是综合因素形成的,镜片材料中引发剂,以及护理液和润眼液中的防腐剂的细胞毒性作用均为角膜上皮损伤的潜在因素;泪液的黏滞度和角膜的耐损伤能力存在个体差异,或角膜代谢细胞聚集于低跨位配适的镜片下方,发生自家毒性反应;故个别案例无论怎样改善验配质量也不能完全修复其角膜上皮损伤。

(2)临床表现:角膜上皮损伤可利用裂隙灯窄投照或荧光素钠染色进行观察诊断。

1)中心部上皮剥脱:裂隙灯窄裂隙直接投照可见角膜光学区,相当于基弧压平区面积大小不等的灰白色角膜上皮剥脱灶,荧光素钠染色阳性(图9-29A)。主要致因为镜片的湿润性能不足,导致角膜上皮撕脱;或镜片的近视矫正焦度过高,基弧区压力过大使然。

2)周边部上皮点脱:裂隙灯间接投照可见下方或侧下方角膜见散在灰白上皮脱落斑点,荧光素钠染色阳性或阴性。主要致因为护理产品的毒性反应,或镜片低跨位配适,镜片下方或侧下方配适弧与角膜淤着而诱发。

3)汇结轨迹:裂隙灯背面投照间接法可见角膜面弧形压痕,或配戴配适良好的 RGP 镜片,采用荧光素钠染色可清晰分析角膜汇结轨迹的形态和深度(图9-29B)。多数汇结轨迹伴有角膜上皮损伤,荧光素钠染色呈阳性。

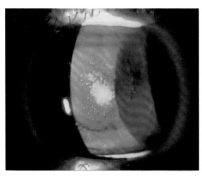
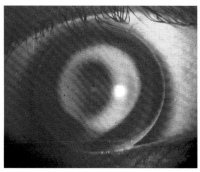

A　　　　　　　　　　　　B

图 9-29　角膜上皮损伤和角膜压迹

（3）处理方法：

1）停戴：无论何种诱因导致的角膜上皮损伤均应立即停止戴镜,因为毒性较强的病原微生物感染均为条件致病的方式,角膜上皮损伤导致了角膜的抗感染屏障的破坏,大大增加了角膜感染的概率。鉴于角膜塑形镜导致角膜上皮损伤的患病率较高,有人主张轻症可继续戴镜,不予理会。笔者不建议这样做,因为延长角膜上皮的愈合期,无疑增加了继发感染的可能性,殊不足取。

2）治疗：多数停戴就可以康愈,部分较重的案例可用重组牛碱性成纤维细胞生长因子滴眼液（贝复舒）等细胞促生剂联合抗生素滴眼治疗。至角膜荧光素染色完全转阴后 2 天再恢复戴镜,因为角膜荧光素染色转阴仅提示新生细胞栓填塞了损伤创面,角膜上皮完全愈合还需要至少 20 小时。

3）修改镜片参数：

①若为配适跨位异常案例,可进行二次试戴,改善由于镜片偏位或低跨位导致的上皮损伤。

②若为高度近视矫正案例,可适当降低矫正量,以缓解镜片基弧对角膜的压力,至姑息矫正足量完成后,视情况将矫正幅度增至全量。

4）更换镜片材料或护理产品：在确认镜片的配适无误,且配戴眼近视焦度 ≤ −5.00D,但角膜上皮损伤仍然反复发生,或经久不愈,则需要考虑更换护理产品,采用不含氯己定等小分子防腐剂成分的护理液浸泡消毒镜片,采用羧甲基纤维素钠滴眼液（潇莱威）等高黏滞度的滴眼剂戴镜是有效的方法。若不奏效,则只好寻求采用高湿润度的镜片材料制作镜片。

5）修改配戴规则：部分轻症可采用间断戴镜的方式进行适应性戴镜,第 1~2 周每周戴镜两次,第 3~4 周隔日戴镜,第 5~6 周每周休息两次,第 7~8 周每周休息一次,从第 9 周开始每天戴镜。

2. 戴镜后眼痛　戴镜后渐进性眼痛常导致戴镜失败,虽患病率不高,但十分棘手。

（1）原因分析：

1）低跨位或跨越位配适：配适过紧是公认的主要致因,尤其是配戴眼无角膜散光,则配适弧与角膜紧密嵌合,泪液长时间滞留镜片下,二氧化碳和乳酸浓度渐增,导致蓄积泪液酸化,进而刺激角膜上皮层下的感觉神经末梢,引起眼痛。

2）护理产品成分：有些案例配适并不紧,但仍然发生眼痛,推测是因为镜片下的护理产品成分刺激角膜,从而诱发眼痛。

3）镜片缺陷：可能为镜片制造规程中留下的瑕疵,采用肉眼或常规的镜片表面检测方法不能发现,而长时间作用于角膜就可导致眼痛。

（2）临床表现：戴镜后 3~4 小时开始配戴眼酸痛、刺痛,伴流泪,球结膜混合性充血。摘除镜片后则症状立刻缓解,裂隙灯检查和荧光素钠染色无角膜上皮损伤。

（3）处理方法：

1）修改配适，视镜片配适的低跨位程度将配适弧平坦 0.25~0.50D，或将镜片配适弧适量抛磨改平。

2）若镜片配适无误，改用小包装无防腐剂生理盐水戴镜是行之有效的方法。

3）对于不明原因的戴镜后眼痛，将镜片的内外表面仔细抛光也可收到满意的效果。

（齐　备）

第十章　Paragon CRT® 100 验配简介

一、Paragon CRT® 100 角膜塑形镜系列试戴片

（一）设计特点

以三区取代四弧。以S形，又称乙状邻接弧的反转区连接中央部光学区及直线形周边着陆区。相应可变参数为中央光学区基弧（Base Curve，BC），反转区深度（Return Zone Depth，RZD），着陆区角度（Landing Zone Angle，LAZ）。

1. 基弧（Base Curve，BC）　基弧起塑形作用，根据平坦K值及预期下降近视度通过计算确定，在配适评估的过程中保持不变，基弧改变每0.1mm（0.50D）一格，试戴片范围7.8mm至9.2mm。（图10-1）

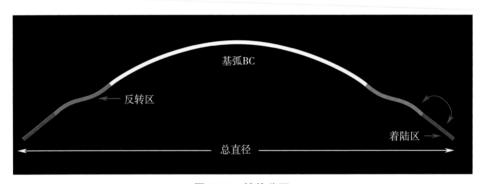

图 10-1　镜片分区

2. 反转区深度（Return Zone Depth，RZD）　角膜塑形镜片的矢高在配适中起到关键的作用，在直径相同的情况下，矢高高度大则偏紧或陡峭，矢高高度小则偏松或平坦。反转区深度控制矢高以保证镜片居中，为合适配适的第一要素。每改变一格为25μm，数字越大矢高高度越大。试戴片范围为500~575μm之间。（图10-2）

3. 着陆区角度（Landing Zone Angle，LZA）　着陆区成直线形，角度以与水平面的负夹角计。通过调整直线与水平面的夹角，以达到使直线形的着陆区与此区角膜呈切线状，以帮助泪液交换。角度改变每格一度，数字越大越陡峭，镜片边缘翘起越少；角度数字越小越平坦，边缘翘起越多。好的配适应呈切线并有合适的边缘翘起。试戴片范围为31°~34°。（图10-3）

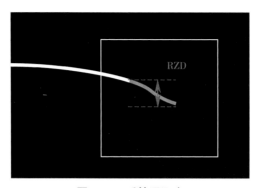

图 10-2　反转区深度

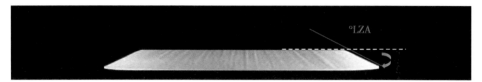

图 10-3　着陆区角度

（二）试戴片系列

1. 以下参数固定：

镜片总直径 10.50mm

光学区直径 6.00mm

反转区宽度 1.00mm

压迫因子（Jessen's factor），即过矫度数 −0.50D

光学区屈光度，以中和过矫度数 +0.50D

镜片厚度 0.168mm

2. 可变参数的激光标记在镜片上可见（图 10-4）。

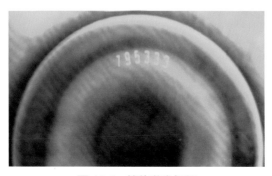

图 10-4　镜片激光标记

例如：795333 表示：

基弧（BC）7.9mm

反转区深度（RZD）0.525mm（525μm），标记为 53

着陆区角度（LZA）33°

3. 标准试戴片　106 片系列，包括 14 个常用基弧，以小瓶装，一般浸入护理液中（图 10-5）。

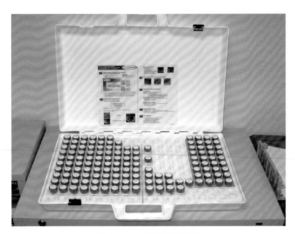

图 10-5　标准试戴片

举例说明，第一片诊断镜片的选择：

平坦 K 值：43.25D@180

主觉验光：−3.50D

4. 镜片选择计算尺（图 10-6）。

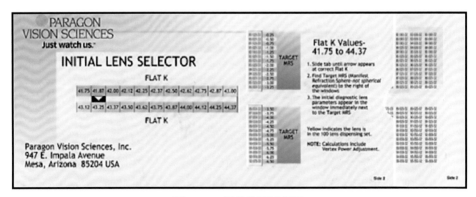

图 10-6　镜片选择计算尺

（1）拉动选项卡至箭头指到平坦 k（43.25D）。

（2）找到在右侧的窗孔里的主觉验光度数（–3.50D）。

（3）第一片试戴片的三个可变参数列在度数左边（86/550/33）。

5. 标准试戴片可以增加到 136 片，以包括适用于高度数、平角膜眼。厂家订制范围见表 10-1。

表 10-1 标准试戴片参数表

可订制参数	范围		最小调整值
	最小	最大	
基弧 BC	6.5mm	10.5mm	0.1mm
光学区直径 OZ	5.0mm	7.0mm	0.1mm
镜片总直径	9.5mm	12.0mm	0.5mm
光学区屈光度	–2.00D	+2.00D	0.25D
着陆区角度 LZA	–25°	–50°	1°
反转区深度 RZD	250μm	1000μm	25μm

（三）地形图辅助参数选择软件

现有的软件可与十几种不同的角膜地形图仪相容。

二、Paragon CRT® 100 角膜塑形镜系列试戴评估和镜片参数确定

由于第一次戴上角膜塑形镜后有一定的异物感，引起泪液分泌增加，造成评估困难。低浓度表面麻醉剂会减少异物感，也可以减少泪液的过度分泌，尤其适用于儿童第一次戴镜。戴镜前滴用含表面麻醉成分的荧光素眼液，戴镜后测戴镜视力，电脑验光仪测戴片屈光度。可以在数分钟后评估镜片。当然也可等 10~30 分钟，流泪减少，镜片位置相对稳定后，用荧光试纸染色后观察。使用裂隙灯的钴蓝光，加裂隙灯已配备黄色滤光片或手持黄色滤光片则效果更佳。

1. 理想的荧光素图（图 10-7） 应该是：①4mm 直径的中央光学区；②着陆区与中周部角膜匹配性接触；③合适的边缘翘起。

2. 根据荧光素图的镜片参数调整（图 10-8，表 10-2） 镜片偏位往往是矢高太浅，解决方法是增加矢高，也就是加深 RZD。调整的目标是在达到镜片居中，4mm 中心光学区的前提下，使用矢高最浅的，也就是数字最少的 RZD。达到中心定位之后，根据镜片边缘荧光素充盈带的宽度决定 LZA 的参数，过宽应增大，过窄应减少。角度每增加一度，总矢高增加 12.5μm。

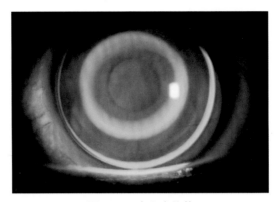

图 10-7　中心定位佳

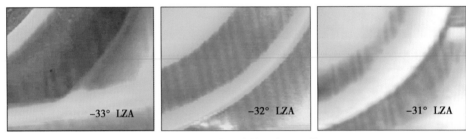

图 10-8　镜片边缘荧光素充盈带

3. 中心定位不良的处理（图 10-9~ 图 10-11）

1）上方偏位：

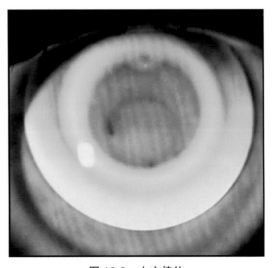

图 10-9　上方偏位

A. 增加 RZD 一格,例如:525 至 550
B. 调整 LZA

2）侧方偏位:

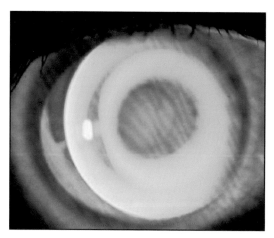

图 10-10　侧方偏位

A. 增加 RZD 一格,例如:525 至 550
B. 轻推镜片至中央,根据荧光素图示下边缘翘起度,调整 LZA

3）下方偏位:

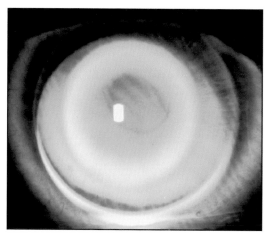

图 10-11　下方偏位

A. 轻向上推镜片至中央,

B. 评估边缘翘起,考虑减少 LZA 一度

C. 如果仍呈下方偏位,回到原来 LZA,减少 RZD 一格,继续减少至镜片居中。

表 10-2　对镜片有偏位,所推荐的常用参数调整步骤如下

偏位	原因	处理
镜片向上及向鼻上偏位	矢高不足	增加 RZD,增加 LZA
镜片向下或向鼻下偏位	矢高过深	减少 LZA,减少 RZD
镜片向侧方偏位	角膜鼻颞侧不对称,散光	增加 RZD,增大镜片直径,用散光(双轴)镜片

对于睑裂过小或患者不睁大眼睛,可以用手指轻轻拉开眼睑,去除眼睑牵拉作用,以帮助评估定位。

戴镜视力应达正常,片上验光在零至 +0.50D 之间。

如果计算出的第一副镜片参数不包括在试戴片系列之内,可取相邻不同基弧的同参数镜片取代,以评估配适。按照以上步骤,80% 的适应配戴者可用试戴片取得满意配适。

4. 根据角膜地形图的镜片参数调整

(1)矫正不足:

原因:

A. 矢高过高:缺少应有的中央压迫,荧光图显示中央光学区过小,表现为矫正不足,视力不稳,地形图显示中心岛。有时见荧光图显示中央区气泡聚集,角膜表面呈小凹陷。

B. 镜片偏位。

C. 基弧不对:常见由于主觉验光及 K 值测量不准确。

处理方法:

A. 片上验光,可帮助选择基弧,每 0.50D 调整 0.1mm 的基弧

例如:片上验光 =-1.00D

改变基弧从 8.8 至 9.0mm

B. 减少 RZD 一格,25μm,以增加中央压迫区,下图显示减少前后的荧光图改变:

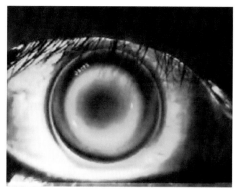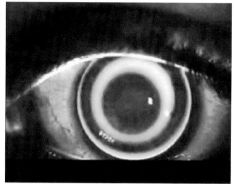

图 10-12 减少 RZD 一格的中央压迫区改变

C. 考虑减少 LZA 一度

地形图上"中央岛"往往由于中央部压迫不足,处理方法相同

（2）矫正过度

原因：

A. 基弧不对：常见由于主觉验光及 K 值测量不准确,

B. 中央治疗区偏位。

处理方法：

片上验光,检查过矫程度,合适的片上光应在零至 +0.50D 之间,过矫部分应由改变基弧变陡来纠正。

例如：过矫 +1.00D,改变 BC0.2mm,改变 BC8.8 至 8.6mm

CRT 矢高的调整

A. 反转区深度 RZD,每格 25μm,

B. 着陆区角度 LZA,每格 1 度,相当于 15μm,

C. 基弧 BC.每 0.1mm,即 0.25D 改变相当于 7μm,

以上参数可能需要相应的改变以保持矢高不变。举例 LZA 增加可能需要 RZD 减少。

5. 过夜试戴及复诊

（1）进行戴镜、摘镜,护理方法指导（见有关章节）,确定患者掌握使用方法,镜片存放于储镜盒中,与配套护理液一起交给患者,准备开始夜间试戴。与患者沟通,最大治疗效果需要数日至一周方可达到。开始时清晰视力不能保持全天,可暂时戴用低度眼镜。应说明任何时候戴用 CRT 均可有清晰视力,但一般不推荐白天戴用。

（2）复诊检查

1）第一次复诊：如果条件允许，次日早晨患者戴镜复诊、常规检查包括：

● – 戴镜视力

● – 片上验光

● – 常规裂隙灯眼前部检查

● – 荧光素染色评估：中心定位，活动度，中心光学区

● – 取镜

● – 裸眼视力

● – 地形图评估塑形效果

复诊检查时，除镜片配适状况外，角膜地形图提供了当时及夜间戴用时镜片位置。对进一步的调整非常重要（见有关章节）。

2）以后的复诊在患者早上摘镜之后，推荐的复诊为每周一次。镜片最大效果需约一周可以达到，如果调整试戴片参数，需要连续戴用1周，以观察效果。至达最佳矫正效果，向厂方订片。之后常规1个月复诊、3个月复诊。

三、Paragon CRT® 100 DA（Dual Axis）双轴设计

（一）双轴设计的必要性

超过一半的眼睛有不同程度的散光，大部分属角膜散光。散光的角膜在平坦和陡峭的子午线存在显著的高度差，即使是中央部呈球形的角膜，在周边也可能存在类似的高度差。常规塑形镜的定位弧区的环形设计与高度不一的周边区角膜将无法匹配，不能达到360度全封闭，中心定位的目的。Paragon CRT 100设计的相应定位环形区呈8mm直径（6mm基弧区，1mm反转区）。

Paragon CRT® 100 三区设计互不关联，可以各自调整。基弧区（BC）在新的双轴（Dual Axis，DA）设计中仍为球形以压平角膜中央部而矫正近视，反转区深度（RZD）和着陆角（LZA）在两个互相垂直的子午线不同，以对应周边相应部角膜在互相垂直子午线的高度差。

（二）正确使用地形图检查高度图（Elevation Map）

地形图检查结果三种最常用的分析方法：轴性图、矢状图、高度图。

高度图显示角膜表面相对模拟球面的高度差（图10-13）。高于球面为阳性，呈红色，低于球面为阴性，呈蓝色。模拟球面由地形仪根据所测角膜的最接近曲率算出，以微米为单位，测量角膜表面的高度变化。与轴性图不同，二者亦不能直接比较。

高度图举例：

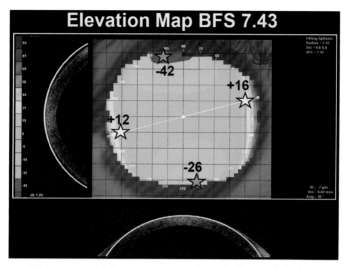

图 10-13 BFS(Best Fitting Share):模拟球面,以半径表示

(三)双轴设计的适应证

1. 由于角膜的明显非对称导致不理想的配适与矫正。

2. 角膜散光且定位区角膜高度差大于 15μm。

3. 不理想的配适,包括偏位、矫正不足。

4. 塑形矫正不满意而停戴者。

双轴设计有别于环曲面(Toric)设计,中央基弧区(BC)仍是球面的圆形,镜片边缘光滑一致。特殊的邻近分区、互不关联的三区设计保证了反转区深度(RZD)和着陆角(LZA)在不同子午线变化的同时对基弧区的近视矫正作用不产生影响。

(四)双轴设计的验配要点

1. 以高度差计算双轴试戴片(图 10-14,表 10-3)

(1)地形图分析选择高度图。在角膜周边部找出最高和最低(红色和蓝色)子午线。

(2)鼠标点击最低子午线(蓝色)距中心 4mm 处,取得该点高度值;距此点 180 度的相反方向重复以上测量取得高度值。

(3)鼠标点击最高子午线(红色)距中心 4mm 处,取得该点高度值;距此点 180 度的相反方向重复以上测量,取得高度值。最高子午线一般与最低子午线相距 90 度。

(4)最高与最低子午线分别取同一子午线所测二点高度值的平均数。计算高(正值)、低(负值)两组的代数和,得互相垂直子午线高度差值。

高度差计算举例:

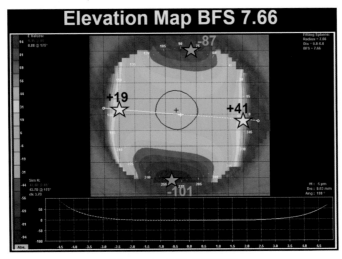

图 10-14　高度差地形图

水平（最高）子午线　　　　垂直（最低）子午线

鼻侧 =+41μm　　　　　　上侧 =−87μm

颞侧 =+19μm　　　　　　下侧 =−101μm

总计 =+60μm　　　　　　总计 =−188μm

除 2=+30　　　　　　　 除 2=−94

水平和垂直子午线差值 +30−（−94）=124

高度差（代数和）=（鼻侧 + 颞侧）/2−（上侧 + 下侧）/2

表 10-3　选择试戴片

相互垂直子午线高度差值	选择双轴镜片
13~30μm	RZD 差别 25μm（例：550/575）
30~60μm	RZD 差别 50μm（例：550/600）
60~90μm	RZD 差别 75μm（例：550/625）
90μm 以上	RZD 差别 100μm（例：550/650）

2. 调整着陆角度（LZA）　如果陡峭子午线方向镜片边缘荧光素充盈带过宽或过窄，调整 LZA。

如过宽，加一度（32 变为 33）

如过窄，减一度（32 变为 31）

3. 双轴镜片评估和参数调整　理想配适荧光图与 CRT 相同，参考有关章节。问题与处理如表 10-4。

表 10-4　问题与处理

问题	处理
向上 / 侧方偏位	增加两个 RZD 各一格（例：550/600 改成 575/625）。如增大直径，需增加 LZA 一度（例：LZA33 直径 10.5mm 改成 LZA34 直径 11.0）。
向下偏位	如果边翘不过宽，减少 LZA 一度。如果边翘过宽，减少两个 RZD 各一格，同时增加 LZA 一度（例：525/575 32 改成 500/550 33）。
球镜度矫正不足	减少 LZA 一度。平坦 BC 0.1mm。
散光度矫正不足	调整陡峭与平坦子午线 RZD 之间的差数，同时保持镜片中心定位（例：RZD 550/600，残余散光 - 1.00D。矢状图中周部红色圈在陡峭子午线方向缺失，增加陡峭子午线 RZD，改为 550/625；矢状图上中周部红色圈完整，减少陡峭子午线 RZD，改为 550/575）。

（五）Paragon CRT® 100 DA 双轴试戴片系统

16 片套包括两个 BC（8.4 和 8.9），每个有 8 种常用 RZD 组合，LZA 均为 33。80 片套包括八个 BC（8.1 到 8.9），每个有 8 种常用 RZD 组合，LZA 为 32、33、34 不等。验配流程见图 10–15。

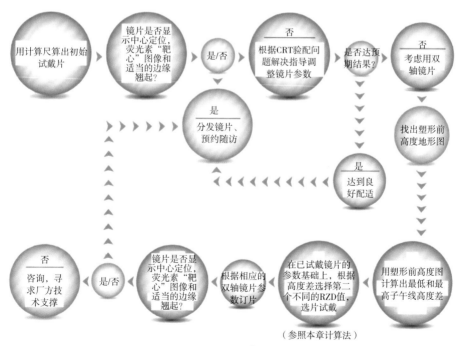

图 10-15　Paragon CRT® 100 验配流程图

（段昌敏）

第十一章 软性接触镜材料、设计以及近视控制的发展

第一副软性接触镜在 1971 年面世,当时软性接触镜的材料都采用水凝胶氧气通过材料中的水分传到角膜,含水量越高的镜片,透氧度就越高。但光是透过水分来传送氧气,镜片的透氧度最多也只能达到开眼状态下角膜对氧气的要求。对于一些希望能戴镜睡觉的人,水凝胶镜片就算能做到超高含水,也达不到Holden & Mertz(1984)对戴镜睡觉 Dk/t 为 87 的要求。因此,为满足消费者对戴镜睡觉的要求,新材料的开发是必需的。

在 1999 年,全球第一副硅水凝胶镜片正式面世,硅水凝胶是在水凝胶的材料中加上硅的成分,硅其实已一直用于硬性的 RGP 镜片材料中,而于 1999 年才首次用于含水的软性接触镜材料之内。在水凝胶的材料中加上硅,好处是硅能大大提高材料的透氧度,使镜片的 Dk/t 能轻易地超越 87 的要求,但要把疏水的硅和亲水的水凝胶分子完美的结合而且成为既柔软又完全透明的软性接触镜材料,技术上的确有不少的困难需要克服。再者,硅水凝胶的弹性模量(Modulus of Elasticity)一般要高于水凝胶,弹性模量高,代表材料的弹性相对比较低,比较硬,所以硅水凝胶的镜片一般要比水凝胶的镜片舒适度要差一些。硅水凝胶镜片的另一缺点是疏水的硅一般会令镜片比较容易黏附特别是油脂类的沉淀物,而且疏水的表面也会令配戴时的舒适度下降。由此可见,硅水凝胶虽然解决了软性接触镜材料的透氧问题,但它本身还是有一些有待改善的地方。

至于软性接触镜的设计方面,现今的软性接触镜,除了能矫正一般的近视、远视等球面光度之外,还有可矫正散光、老视甚至能矫正眼睛先天的球面像差等的不同设计。

一、散光软性接触镜的设计

由于散光是有轴位的原因,散光角膜接触镜必需透过不同的设计来令镜片配戴时避免在眼睛前转动,一般来说,厂家都会利用镜片的厚度分部来增加散光镜片的稳定性。但太厚或厚薄差距太大的镜片设计都会减低镜片配戴时的舒适度。以下就举例说明几个常见的散光角膜接触镜的设计。图中显示于镜片上的颜色以色温来代表镜片的厚度,蓝色代表冷色,而红色代表暖色。颜色越冷,代表该部分的镜片越薄,相反,色温越高,代表该部分的镜片越厚。现在最新的设计,就是采用棱镜和周边垂重混合设计,这种设计令镜片厚薄比较平均,从图中

显示,这种设计的最厚部分,并未显示代表暖色的红色,也是三种散光设计中,垂重的部分相对最薄的一种。(图 11-1-1~ 图 11-1-3)

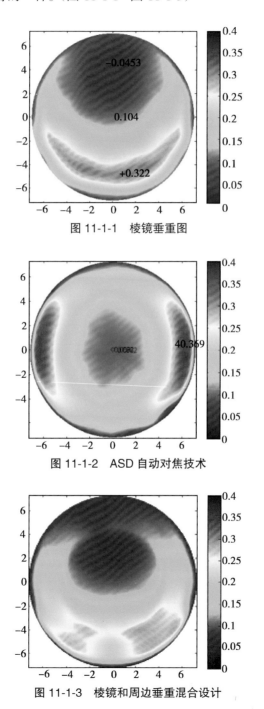

图 11-1-1 棱镜垂重图

图 11-1-2 ASD 自动对焦技术

图 11-1-3 棱镜和周边垂重混合设计

二、老视软性接触镜的设计

大部分的老视软性接触镜采用了非球面的设计,在光学区的部分,做成渐进式的光度(图 11-2)。

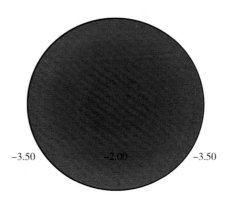

−3.50   −2.00   −3.50

图 11-2 渐进式接触镜的光度

(近视:−3.50D,老视:+1.50D,中心看近)

不同厂家的设计差异,主要在于以下三个部分:①看近中心区的大小;②渐进光度的幅度和变化进程;③周边看远光度的大小。

整个设计的重点是要掌握以上三个部分的平衡,令配戴者可透过一个几毫米的小小光学区,能最大限度地用上镜片的远、中、近光度。不要忘记,整个能被使用的光学区范围,实际上是被瞳孔的大小所限制,而瞳孔的大小却是每人以及在不同的光暗环境都有所不同,所以装配老视软性接触镜时也需要参考配戴者瞳孔的大小。

三、软性接触镜的近视控制

最近,也有厂家生产利用非球面设计的镜片来控制近视的增长(图 11-3),这种镜片利用类似老视软性接触镜的设计,但镜片中心部分是做上正常看远时的光度而周边是相对减少的近视度数。当光线通过镜片的中央部时,它的焦点会把清晰的影像投到视网膜的中央,这跟一般的接触镜没有差异。但当光线通过镜片的周边部分时,它会在视网膜的周边做成一种近视性离焦的状态(图 11-3 的红线所示)。而在配戴一般接触镜或不戴镜的情况下,由于眼睛自身球面像差的原因,光线通过镜片周边的部分时,会产生远视性离焦(图 11-3 的蓝线所示),而这种远视性离焦会刺激周边部分视网膜增长以尝试去补偿这远视性的离焦,而视网膜增长就令近视有所增加。相反,近视性的离焦眼睛就不能以增长的方式来补偿,所以近视就得以控制。

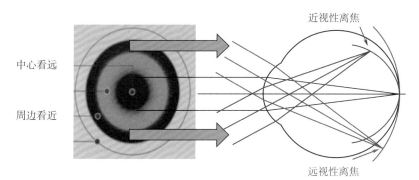

图 11-3　软性接触镜的近视控制

　　这种原理其实跟 OK 镜有点相似,但 OK 镜是透过硬性接触镜把角膜周边的形状进行塑形,从而产生周边的近视性离焦。从目前的研究数据来看,近视的控制还是以 OK 镜角膜塑形术最为有效,根据香港理工大学 2012 年的一项为期两年的研究显示,OK 镜角膜塑形术有效减少近视的增长达 43%[1]。至于软性接触镜的近视控制成效,尚有待确认。

（陈远聪）

参 考 文 献

Pauline Cho,Sin-Wan Cheung. Retardation of Myopia in Orthokeratology（ROMIO）Study:a 2-year randomized clinical trial. Invest Ophthalmol Vis Sci,2012,53（11）:7077-7085. doi:10. 1167/iovs. 12-10565

第十二章 角膜塑形镜定制设计软件

要设计一个成功有效并可以控制近视增长的夜戴角膜塑形镜片,设计师必须要掌握定位设计的技术,以达到理想的成果。凭借个人的专业知识及软件的帮助,可以不假他人之手而达成设计的要求。以一种定制设计软件(OrthoTool Custom Design)为例简单介绍角膜塑形镜定制设计技术。

一、定位设计软件必备的首要条件(图 12-1~12-3)

控制镜片下泪液层定位设计(Controlled Clearance Design)

1. 输入主要参数(值,角膜弧度,屈光度),软件即能计算出镜片各弧度(基弧,反转弧及定位弧)值。

2. 根据矢高数据设计并以图形化显示最终泪液在各弧区数据及状态。

3. 必须具备高度自由改变镜片各项参数的能力(基弧,反转弧,定位弧直径及矢高等),任何一个弧度的改变将会影响其他弧度数值。

4. 如遇到高度散光,角膜弧度不平衡等情况,软件必须具备设计不同环曲面的反转弧,定位弧及周边弧(Toric FC, AC & PC)。

5. 设计师能凭借泪液图形显示的数据及患者配戴镜片的情况进行有效的设计改良。

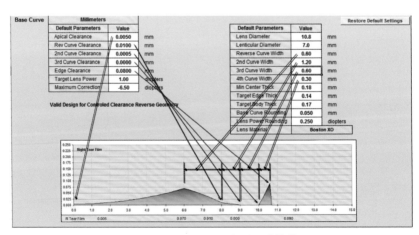

图 12-1 OrthoTool 定制设计软件

控制镜片下泪液层定位设计

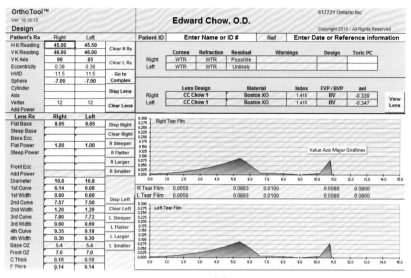

图 12-2 定制设计示范

（1. 在特定的基弧与定位弧数据下,计算应有的反转弧力度。

2. 泪液显示图（TLT）代表着真正的张力数据）

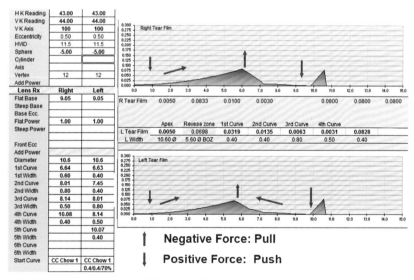

图 12-3 张力概念显示

二、试镜的重要性

1. 所有软件的设计都是依据角膜地图仪所提供的角膜弧形数据,很多时候会出现准确性的误差,以至效果不良。

2. 矢高设计方式是根据 e 值数据所得,任何偏差会造成不良后果。

3. 定位弧是所有弧度中比较最重要的一环,准确的弧度会减少镜片移位,其数值亦从精准的 e 值而来,正确的定位弧可帮助软件计算合理的反转弧数据。

4. 设计师可利用预先设计好的试镜得出正确的定位弧参数而达到成功设计效果。

三、5 弧与 6 弧镜片设计的需要与差异

国内大多数角膜塑形镜设计只提供 5 弧的设计,这只适用于一般性的角膜及近视状况。如遇到超高近视度数,特别是角膜弧形等情况,5 弧设计将达不到理想效果。另外低度近视的儿童亦很难达到近视控制的效果,因为达不到增大中周陡峭区及周边离焦(peripheral defocus)的要求(图 12-4~12-6)。

1. 角膜塑形镜的反转弧提供大部分的张 / 吸力及挤压力(tension, suction and squeeze film forces)以达到塑形效果,如果镜片下泪液达不到预期的平衡点(基弧,反转弧及定位弧的液体张力相差太远),效果将不会达标。

2. 如要达到目标,必须在反转弧及定位弧之间增加另一反转弧而平衡两弧之不平衡张力。

3. 基于第 2 反转弧的作用,我们可以把此弧定名为增强 / 促进弧(facilitation & enhancement curve)。

4. 增强弧,顾名思义,是有效增加反转弧的张力度以增加塑形效果。

任何成功有效的软件只是提供设计师一个设计工具,个人的专业知识及临床经验亦是非常重要。OrthoTool 的应用程序提供设计师一个简便的操纵空间,从而理解到各个弧度的变化以达到有效的设计。

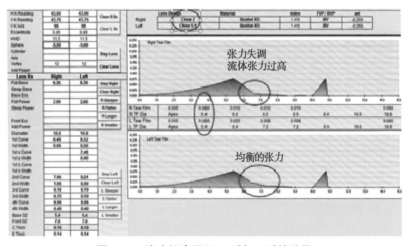

图 12-4　张力概念显示:5 弧与 6 弧的差异

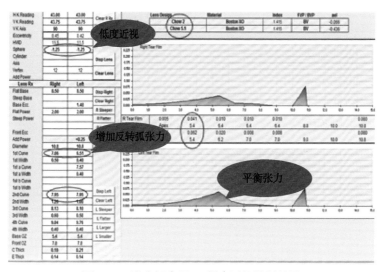

图 12-5　张力概念显示;提高近视控制效果

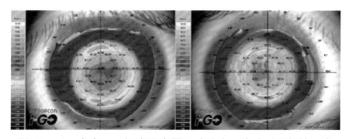

图 12-6-1　中央区平坦度及中周区陡峭度不能达到理想的要求

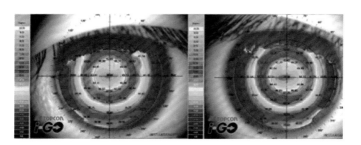

图 12-6-2　矫正低度近视(−1.00D)的塑形镜不同设计理想的结果

（Eward Chow　谢培英）